C A R L **AUER**

# Systemische Beratung schwuler Paare

Thomas Symalla und Holger Walther

Deutsche AIDS–Hilfe e. V. (Hrsg.)

1997

Über alle Rechte der deutschen Ausgabe verfügt Carl-Auer-Systeme
Verlag und Verlagsbuchhandlung GmbH Heidelberg
Fotomechanische Wiedergabe nur mit Genehmigung des Verlages
DTP-Management: Peter W. Gester
Satz: Paul Richardson
Umschlaggestaltung: WSP Design, Heidelberg
Foto: Deutsche AIDS-Hilfe e.V./Michael Taubenheim
Printed in Germany 1997
Gesamtherstellung: difo druck, Bamberg

Redaktion: Klaus-Dieter Beißwenger, Dirk Hetzel, Christine Höpfner, Karl Lemmen
Erste Auflage, 1997

Die Deutsche Bibliothek – CIP-Einheitsaufnahme

**Symalla, Thomas:**
Systemische Beratung schwuler Paare / Thomas Symalla und Holger Walther.
[Deutsche AIDS-Hilfe e.V.] – 1. Aufl. – Heidelberg :
Carl-Auer-Systeme, Verl. und Verl.-Buchh., 1997
ISBN 3-89670-023-5

Deutsche AIDS-Hilfe e.V.
Dieffenbachstraße 33
10967 Berlin

DAH-Internet: http://www.aidshilfe.de
E-Mail: dah@aidshilfe.de

Spendenkonto der Deutschen AIDS-Hilfe e.V.:
Berliner Sparkasse, Konto-Nr. 220 220 220, BLZ 100 500 00

Die Deutsche AIDS-Hilfe e.V. ist als gemeinnützig und besonders förderungswürdig anerkannt.
Spenden sind daher steuerabzugsfähig.

# Inhalt

## Geleitwort

Schwule Paare sind wie heterosexuelle Paare. Nur anders. So ungefähr ist die Ansicht der meisten Paartherapeuten – obwohl nur wenige mit gleichgeschlechtlichen Partnern arbeiten. Das liegt auch an den Vorbehalten, die schwule Männer gegenüber heterosexuellen Therapeuten haben. Nicht ganz zu Unrecht. Selbst wenn homosexuelle Männer heute weniger befürchten müssen, an Therapeuten zu geraten, die an ihrer Homosexualität herumdoktern wollen, ist doch die Unsicherheit über das Besondere homosexueller Liebes- und Lebensformen bei den professionellen Helfern groß.

Dies ist das erste deutschsprachige Buch über systemische Beratung schwuler Paare. Es ist ein instruktives Buch. Man merkt, daß hier zwei Autoren aus dem vollen Erfahrungsschatz ihrer Berufstätigkeit schreiben und daß sie wissen, wovon sie reden. Sie tun das nicht nur engagiert und kompetent, sondern auch mit einer ansteckenden Frische, die das Buch solide und zugleich leicht lesbar macht. So ist die schwule Identitätsentwicklung in einem verständnislosen oder ablehnenden gesellschaftlichen Umfeld sehr gekonnt dargestellt. Thomas Symalla und Holger Walther begnügen sich nicht damit, die klagende Schwere des oft gehörten Diskriminierungsliedes zu intonieren. Sie vermitteln, sie erläutern. Wie sie das tun, wirkt es einladend, gerade für die heterosexuellen Leser, die von Neugier auf das Andere und nicht von Vorbehalten gegen das Fremde bewegt sind. Die unangestrengte Selbstverständlichkeit, mit der Symalla und Walther über schwule Partnerschaften schreiben, ist überzeugend. Zwischendurch findet man Perlen, die es in einem Buch über heterosexuelle Paare nicht gäbe. Wenn in einer Aufzählung über schwule Bindungsrituale „Samenschlucken" und „dem Partner Blumen mitbringen" fröhlich nebeneinander aufgeführt werden, dann bleibt einem nur noch anerkennender Respekt, wie das Besondere eines schwulen Rituals und das Allgemeine einer partnerschaftlichen Standardgeste entspannt und gleichzeitig überzeugend präsentiert werden.

Was ist nun das Besondere an schwulen Partnerschaften? Die erschwerte Abgrenzung des Systems „schwule Partnerschaft" gegen die Herkunftsfamilien, die fehlenden Bindungsrituale, der bedrohliche und von Verlustängsten getragene Einfluß von AIDS sind die wesentlichen Eckpunkte. Sie markieren Konfliktfelder, die in heterosexuellen Beziehungen keine vergleichbare Bedeutung haben. Das wird auch in den Fallbeispielen deutlich, die zu den Stärken dieses Buches gehören. Hans und Erwin, Klaus und Burkhard sind lebendig und einfühlsam vorgestellt. Die Transkripte von Passagen aus den Beratungsgesprächen sind aufschlußreich und einfach gut gemacht. So sehen praktische Orientierungshilfen für Berater aus!

Das Buch öffnet eine Tür, durch die man von beiden Seiten gehen kann. Thomas Symalla und Holger Walther informieren systemische TherapeutInnen und BeraterInnen kompetent über die speziellen Aspekte schwuler Partnerschaften. Und BeraterInnen, die mit schwulen Männern arbeiten und wenig vom systemischen Ansatz wissen, bekommen eine kurze und handliche Übersicht über das systemische Denken. Beide Interessen werden fachkundig bedient.

Ein gutes Buch.

Ulrich Clement
Heidelberg, Juni 1997

# Vorwort

Das vorliegende Buch ist die erste umfassende deutschsprachige Veröffentlichung, die sich mit der spezifischen Situation schwuler Paare auseinandersetzt und Grundlagen einer fachlich fundierten Beratung des „Systems" schwule Partnerschaft vermittelt. Vor dem Hintergrund des systemischen Ansatzes in der Psychotherapie und umfangreicher praktischer Erfahrungen in der Arbeit mit schwulen Paaren haben die beiden Autoren eine auch für den fortgeschrittenen (Laien-)Berater verständliche Einführung verfaßt. Sie soll die Qualität der Beratungsarbeit mit dieser bisher vernachlässigten Zielgruppe in Schwulenberatungsstellen und AIDS-Hilfen sichern.

Diese Veröffentlichung ist Bestandteil einer umfassenden Diskussion der Deutschen AIDS-Hilfe (DAH) zu der Frage, wie die sozialen Nahsysteme von Menschen mit HIV und AIDS in der Auseinandersetzung mit Bedrohungen und Belastungen sinnvoll unterstützt werden können (DAH 1995, 1996a, 1996b). Zwei DAH-Fachtagungen zur Angehörigenarbeit hatten deutlich werden lassen, welch enormen Belastungen gerade schwule Partnerschaften durch HIV und AIDS ausgesetzt sind und wie schwer es schwulen Lebenspartnern fällt, Hilfe und Unterstützung für sich einzufordern.

Eine Konsequenz dieser Ergebnisse ist, die systemische Perspektive stärker in der Arbeit der DAH zu verankern. Das bisher praktizierte Primat „Parteilichkeit im Interesse der Menschen mit HIV" geht in einem übergreifenden „Parteilichkeit für die von HIV betroffenen Systeme" auf, ohne darin vollends unterzugehen. Die AIDS-Hilfe-Bewegung als Verband muß sich parteiisch für die Interessen und Rechte aller von HIV Bedrohten einsetzen, um die Selbsthilfefähigkeit zu erweitern und Bedingungen für eine „allparteiliche" Beratungs- und Betreuungsarbeit zu schaffen. Für die

Situation von Menschen mit HIV und AIDS gilt im besonderen (Lemmen 1996a), „daß die Beziehungsqualitäten in ihren Netzwerken und die ‚supportive Valenz', d.h. die Tragkraft und der Ressourcenreichtum des Netzwerkes, einen direkten Einfluß auf die Gesundheit und das persönliche Wohlbefinden haben, so daß gegebenenfalls direkte oder indirekte Netzwerktherapie bzw. Netzwerkpflege angezeigt ist" (Petzold 1993).

Strukturelle Prävention als Konzept – systemische Sicht- und Herangehensweise als Methode: so lassen sich Präventionskonzept und Arbeitsansatz der Deutschen AIDS-Hilfe am treffendsten umschreiben. Die Verschränkung von Verhaltens- und Verhältnisprävention auf allen drei Präventionsebenen – Primär-, Sekundär-, Tertiärprävention (Infektionsverhütung, Gesundheitsförderung, Versorgung von Menschen mit HIV und AIDS) – trägt der Tatsache Rechnung, daß menschliche Erlebens- und Verhaltensweisen multifaktoriell bestimmt sind und nur in der Einbindung in ihre Lebenswelt (Kontext: Familie, Netzwerke, Subkulturen) und vor dem Hintergrund ihrer Lebensweise (Kontinuum: die eigene Geschichte und deren Prägung durch die jeweiligen gesellschaftlichen Verhältnisse) angemessen verstanden und beeinflußt werden können.

Dabei ist der systemische Ansatz mit seiner „Ressourcenorientierung" in hohem Maße mit dem an der Ottawa-Charta der WHO (Hildebrandt 1988) orientierten Konzept der Gesundheitsförderung kompatibel: Die dem „medizinischen Krankheitsmodell" zugrundeliegende pathogenetische Orientierung hat seit über 100 Jahren die Pathologisierung der Homosexualität festgeschrieben und mit fragwürdigen Therapieversuchen wahrscheinlich mehr Leid angerichtet als verhindert. Diesem Modell entsprechend liegen Ursachen und Bedingungen *im* jeweiligen Individuum bzw. *in* seiner Geschichte, die Behandlung setzt dementsprechend *am* Individuum an. Der am biopsychosozialen Krankheitsmodell (Petzold u. Schuch 1992) orientierte systemische Ansatz konzentriert sich weniger auf die Ursachen *hinter* den Problemen als auf die Bedingungen, welche die aktuellen Probleme aufrechterhalten.

„Lösungen" werden häufig erst dadurch ermöglicht, daß den Individuen, Systemen und Netzwerken der Zugang zu brachliegenden Ressourcen eröffnet wird oder ihnen neue Ressourcen erschlossen werden. Ein solches „evolutives Verständnis" (Petzold u. Schuch

1992) von Psychotherapie will im Sinne des Salutogenesekonzepts von Antonovski nicht nur die Bedingungen für die Entstehung und Aufrechterhaltung von Krankheit, sondern auch diejenigen für Gesundheit umfassend in den Blick nehmen und fördern.

Die Bedeutung einer Verschränkung individueller Hilfsangebote und systemischer Interventionen bis hin zu gesellschaftspolitischer Einflußnahme wird offensichtlich, wenn man die Situation schwuler Partnerschaften in den Zeiten von HIV und AIDS umfassend in den Blick nimmt:

## 1. Ein System braucht einen Rahmen

*Mangelndes Selbstbewußtsein und Selbstverständnis erschweren die Profilierung und Abgrenzung des Systems „schwule Partnerschaft/ schwule Familie" gegenüber den Herkunftsfamilien und der Umwelt.*

Schwule Partnerschaften können auf kein gesellschaftlich legitimiertes Ritual zurückgreifen, welches ihnen die psychische Bearbeitung ihrer Bindungs- und Ablösungsthematik erleichtern würde. Die Modelle schwuler Eheschließung aus europäischen Nachbarländern betonen einseitig den Aspekt „Bindung" und vernachlässigen den so entscheidenden Aspekt „Ablösung". Besondere Bedeutung kommt dabei der Ablösung vom gegengeschlechtlichen Elternteil zu, um eventuelle inzestuöse Verstrickungen aufzulösen. Ein schwules Bindungs- und Ablösungsritual müßte symbolisch derart gestaltet sein, daß die beiden Mütter ihre Söhne zum „Traualtar" führen, um so öffentlich zu bekunden, daß sie deren Verbindung anerkennen und respektieren. Von der Umsetzung einer solchen Vorstellung sind wir sicherlich noch weit entfernt. In der Zwischenzeit werden schwule Partnerschaften darauf angewiesen sein, diese Arbeit aus eigener psychischer Kraft zu leisten, um ihr neu begründetes System zu markieren.

Aber nicht nur mangelndes schwules Selbstbewußtsein eines oder beider Partner, sondern auch das mangelnde Selbstverständnis hinsichtlich der eigenen Partnerschaft erschwert die Profilierung und Abgrenzung des Systems „schwule Partnerschaft/schwule Familie" gegenüber den Herkunftsfamilien und der Umwelt. Schwule Männer haben bekanntlich noch nicht einmal die Möglichkeit, eine

„nichteheliche Beziehung" zu führen. Die Charakterisierung als „nichtehelich" impliziert bereits die Alternative, von der man sich abgrenzt oder die man auf eine unbestimmte Zeit in der Zukunft vertagt. Spätestens auf dem Sterbebett können heterosexuelle Partner die „Schutzwirkung" dieses Rituals nutzen, um sich gegenüber der Herkunftsfamilie (Erbschaftsfolge) oder gesellschaftlichen Institutionen (Witwenrente) in eine bessere rechtliche Situation zu setzen. Die „nichteheliche Beziehung" ist gerade in ihrer Absetzung von der ehelichen Beziehung zu einem mehr oder minder anerkannten Partnerschaftsmodell geworden.

Für schwule Partnerschaften hingegen gibt es keine anerkannten Partnerschaftsmodelle, an denen sie sich in irgendeiner Weise orientieren könnten. Dementsprechend verfügt die *Gay Community* über keine anerkannten Leitbilder. Dies bleibt solange unproblematisch, wie die Betroffenen jung und gesund bleiben. Und gewöhnlich macht man sich in solchen Zeiten wenig Gedanken darüber, was passieren könnte, wenn ... Erst im Falle von Alter und Krankheit, hier im besonderen zugespitzt durch HIV, werden die katastrophalen Folgen schmerzlich spürbar: Die Möglichkeiten der gegenseitigen Versorgung der Partner bleiben begrenzt.

## 2. Ein System wird nicht wahrgenommen

*Schwule Männer verfügen über keine gesellschaftlich anerkannten Bindungs- und Ablösungsrituale.*

Die heterosexuelle Eheschließung allein unter dem Aspekt des Bindungsrituals zu betrachten, greift zu kurz. Wenn zwei Menschen sich gegenseitig das Jawort fürs Leben geben, gehen sie damit nicht nur eine Bindung ein, sondern vollziehen damit auch eine Ablösung von ihrer Herkunftsfamilie. Die Bedeutung des Aspekts „Ablösung" wird durch das kirchliche Trauungsritual veranschaulicht: Der Brautvater, der seine Tochter zum Traualtar führt und ihre Hand in die des zukünftigen Schwiegersohnes legt, erkennt damit an, daß seine Tochter fortan nicht mehr ihm „gehört". So, wie jedes Ritual Zeugen braucht, wird die gesamte Hochzeitsgesellschaft Zeuge, daß hier zwei Menschen sich aus ihrer Herkunftsfamilie ablösen und ein „neues System" gründen.

## 3. Ein System wird bedroht

*AIDS stellt für die Gay Community ein „kollektives Trauma" dar. Traumatisierend ist die „erlebte Bedrohung durch AIDS". Sie trifft auch Nichtinfizierte, Freunde, Familienangehörige und Helfer.*

Martin Dannecker (1990) bezeichnet AIDS in seiner Untersuchung „Homosexuelle Männer und AIDS" als „kollektives Trauma" für die gesamte Gay Community. Dieses Trauma betrifft jeden sich als schwul identifizierenden Mann noch vor jedem realen Kontakt mit dem Virus. Durch die zwangsläufige Verbindung „Homosexualität – Risiko – AIDS – Tod" wird bereits das Coming-out als schwuler Mann jenseits konkreter sexueller Erfahrungen überschattet. Für schwule Männer in den neunziger Jahren gibt es – zumindest vorläufig – keine Lebensperspektive ohne AIDS (Hengelein 1996; Wienold 1996). Höchstens die Älteren können noch von den guten alten Zeiten schwärmen. Die Neuinfektionen bei jungen Schwulen machen deutlich, daß Safer Sex nicht nur eine Frage des selbstverständlichen Hineinwachsens und der „Gewöhnung" ist. Ein Verdienst der psychoanalytischen Untersuchung von Ohlmeier u.a. (1995) ist die Herausarbeitung der „Tiefendimension der traumatisierenden Wirkung der HIV-Infektion". Diese traumatisierende Wirkung kann auch Nichtinfizierte, Freunde, Familienangehörige und Helfer treffen.

## 4. Ein System ringt um seinen Bestand

*HIV belastet schwule Partnerschaften durch Ansteckungsängste, Angst vor Verlust oder durch den Tod eines Partners. Multiple Verlusterfahrungen bedingen nicht nur psychischen Streß, sondern führen auch zur Ausdünnung des gemeinsamen sozialen Umfelds.*

HIV belastet schwule Partnerschaften durch Ansteckungsängste unabhängig vom Wissen um den eigenen Serostatus oder den des Partners. Selbst die Sicherheit eines HIV-negativen Testergebnisses bleibt immer nur vorläufig und relativ. Denn es bleibt die – wenn auch minimale – Restunsicherheit eines jeden Testverfahrens. Und die Saat des Zweifels und des Mißtrauens keimt in der Partnerschaft auf, weil jeder Seitensprung, der ja an sich schon eine Beziehung belasten kann, um eine „tödliche Dimension" erweitert erscheinen muß.

In Sicherheit können sich hier nur die konkordant HIV-positiven Paare (d. h., beide Partner sind HIV-infiziert) wähnen. Von spekulativen Theorien über eine sog. Superinfektion einmal abgesehen, können sich beide Partner in der Sicherheit wähnen, sich nicht mehr gegenseitig infizieren zu können. Einmal HIV-positiv bleibt HIV-positiv. Und das ist zumindest eine Angst weniger, auch wenn man sich dafür möglicherweise anderen Ängsten stellen muß.

Bindung und Lösung sind Grundmuster jeder menschlichen Existenz. Trennungsangst ist eine menschliche Urangst, die abhängig von frühen Bindungs- und Trennungserfahrungen mehr oder minder gut ausgehalten werden kann. In Partnerschaften, in denen zumindest ein Partner HIV-positiv ist, können sich Verlustängste – bedingt durch den realen Verlauf der HIV-Infektion und die metaphorische Überfrachtung des Themas HIV durch Sterben und Tod – dramatisch zuspitzen, so daß die Beziehung durch die Ängste eines oder beider Partner schwer belastet wird. Aus der bisherigen Beratungspraxis wissen wir, daß es häufig die nichtinfizierten Partner sind, die mit ihren Verlustängsten die „gesunde Verdrängung der Bedrohung" des HIV-infizierten Partners immer wieder durchbrechen und damit langfristig die Beziehung gefährden.

Zudem bedeutet der Verlust nahestehender Freunde eine „Ausdünnung" des gemeinsamen sozialen Umfeldes der Partnerschaft (Zillich 1992). Da jegliche Form von Partnerschaft oder Ehe auf ein beziehungsstützendes Umfeld angewiesen ist, kann die Verarmung des gemeinsamen Beziehungsumfeldes destabilisierende Wirkungen auf die eigene Partnerschaft haben. In Anlehnung an Petzold (1993) können wir von einem fortschreitenden Verlust der „supportiven Valenz" der sozialen Netzwerke schwuler Männer sprechen.

## 5. Ein System wird gespalten

*Das Praktizieren von Safer Sex bedeutet die Anerkennung des tiefen Grabens, den das Virus zwischen Infizierten und Nichtinfizierten aufgerissen hat.*

Sämtliche Präventionsbemühungen der Deutschen AIDS-Hilfe und anderer Präventionsagenturen setzen auf eine Überwindung dieses

Grabens. Die Solidarität und der angstfreie Umgang mit Menschen mit HIV sind Ziel dieser an die Vernunft appellierenden Aufklärungskampagnen.

Seelisch hingegen muß dieser Graben ausgehalten und verarbeitet statt „weggeredet" werden. Voraussetzung dafür ist, ihn als schmerzliche Realität anzuerkennen. Bei flüchtigen sexuellen Kontakten kann die „Trennung symbolisierende Wirkung des Kondoms" leichter ausgehalten werden, wenn sie mit der „emotionalen Qualität" der jeweiligen sexuellen Beziehung vereinbar ist. Innerhalb von Partnerschaften widerspricht die „trennende Kraft" des Kondoms in der Regel der emotionalen Qualität der Beziehung. Liebesbeziehungen vertragen gerade in ihren „kollusiven Anfangsphasen" und in Zeiten innerer oder äußerer Bedrohung nichts Trennendes. Die totale Vereinigung mit dem Partner wird um so mehr herbeigesehnt, je riskierter die Beziehung erlebt wird. Trennendes kann dann besser ausgehalten werden, wenn es eine (innere) „Sicherheit – trotzdem" gibt.

Die von Ohlmeier u. a. (1995) nachgewiesenen psychischen Verarbeitungsmechanismen der Verleugnung und der Selbstaufopferung/Selbstvernichtung können als Versuch der „Überwindung" des Trennenden innerhalb einer Partnerschaft angesehen werden:

- „Stellt die Verleugnung den Schwerpunkt psychischer Abwehr dar, ist gerade sie es, die durch die dadurch entstehende Sorglosigkeit Ansteckungen begründet: ‚Mir geschieht schon nichts …'."
- „Bei der Selbstaufopferung ist die Ansteckung das Resultat eines romantisch verklärten Liebes-Todeswunsches: ‚Nichts soll zwischen uns stehen, auch AIDS nicht'."

### 6. Ein System „brennt aus"

*Einer der wichtigsten Bereiche seelischer Reproduktion, die Sexualität, verliert seine Unbeschwertheit: Liebe wird zum Risiko.*

Ehe und Partnerschaft können als Institutionen der gemeinsamen und gegenseitigen Bedürfnisbefriedigung sowie der materiellen und seelischen Versorgung verstanden werden. Die „feste Burg" kann in Zeiten innerer und äußerer Belastung zu einem sicheren Rückzugspunkt werden. Dabei kann gerade der Sexualität im Sinne des intensivsten Erlebens von Nähe und der körperlichen Spannungsabfuhr ein hoher Stellenwert für die Aufrechterhaltung oder Wiederherstellung des seelischen Gleichgewichts zukommen. Der Psychoanalytiker Fritz Morgenthaler (1987) vertritt sogar die Auffassung, daß die Sexualität bei schwulen Männern eine ganz besondere Bedeutung in der Regulierung des „narzißtischen Gleichgewichts" hat.

Wenn Liebe solchermaßen zum Risiko wird, verliert die Sexualität ihre Unbeschwertheit, und das ganze Ausmaß der „kollektiven Traumatisierung" schwuler Männer wird – auch für Außenstehende – verständlich.

### 7. Ein System wird systematisch destabilisiert

*Schwule Partnerschaften haben nur Pflichten, aber keine Rechte.*

Man muß nicht erst seinen Lebenspartner durch AIDS verloren oder zehn Jahre in einer AIDS-Hilfe gearbeitet haben, um die volle Bedeutung dieser Aussage nachvollziehen zu können.

Die für 1996 vorgesehene Novellierung des Bundessozialhilfegesetzes (BSHG) stellte dabei nur die Spitze des Eisbergs dar, wie schwule Partnerschaften rechtlich in die Pflicht genommen werden sollten bei Beibehaltung ihres vollkommen rechtlosen Status. Die stärkere Heranziehung von Lebensgemeinschaften bei der Bemessung von Leistungen nach dem BSHG trifft gerade die Partnerschaften, bei denen ein Partner durch die „soziale Hängematte" unserer Gesellschaft zu rutschen droht. Der zunehmend chronische Verlauf der HIV-Erkrankung und die unzureichenden Leistungen der Pflegeversicherung in der Versorgung chronisch Kranker können fast jeden AIDS-Patienten irgendwann zum „Fall für das Sozialamt" werden lassen. Dann muß der Lebenspartner mit seinem Einkommen und Vermögen für den Erkrankten einspringen. Wenn es hinterher um die Frage des Erbes oder der „Witwenrente" (oder besser: des gegenseitigen Versorgungsausgleichs) geht, steht der Hinterbliebene schlecht da. Ausschluß von der Trauerfeier, Verlust der gemeinsamen Wohnung und des gemeinsam geschaffenen Vermögens, jahrelange Erbschaftsstreitigkeiten, die jeden Neubeginn vergiften können: all das haben schwule Hinterbliebene schon erleben müssen.

Unter diesen Bedingungen stellt eine schwule Partnerschaft ein schlechtes Geschäft dar, von dem unbedingt abzuraten ist. Auf jeden Fall bedingt sie durch ihre grundsätzlich rechtlose Situation einen wesentlich weiter gehenden „Regelungsbedarf". Von der Patientenverfügung über die Bestattungsvorsorge bis hin zu umfassenden Vollmachten und zur Abfassung eines Testaments sind schwule Partnerschaften dazu „gezwungen", ihr System gegenüber grenzüberschreitenden Eingriffen von außen abzusichern. Zwar wird durch verschiedene Broschüren versucht, dem durch HIV verschärften Beratungsbedarf gerecht zu werden, sie reichen dazu jedoch nicht aus. Die Abfassung eines Testaments fördert ja nicht nur die Konfrontation mit der eigenen Endlichkeit. Sie erzwingt über die rechtliche Situation (gesetzliche Erbfolge, Pflichtteilsansprüche usw.) ebenso eine Auseinandersetzung mit der vergangenen, gegenwärtigen und zukünftigen Beziehungsgeschichte. Dieser Prozeß ist um so schmerzhafter, je stärker der Betroffene mit alten Verletzungen, anhaltenden Defiziterfahrungen und ungeklärten Beziehungen konfrontiert wird (Lemmen 1996b).

Noch wesentlich gewichtigere „Pflichten" erwachsen aus der emotionalen Dimension der Partnerschaft: Das Versprechen, sich in guten und schlechten Zeiten beizustehen, „bis daß der Tod euch scheidet", wird auch ohne Traualtar und Hochzeitsgesellschaft zur moralischen Verbindlichkeit, wenn sie der emotionalen Dimension der Beziehung entspricht. MitarbeiterInnen von AIDS-Stationen sind häufig zutiefst davon berührt, wie empathisch AIDS-Patienten durch ihre schwulen Lebenspartner begleitet werden. Sie helfen und pflegen bis zum Umfallen, erleiden und erdulden ohne aufzubegehren und trauen sich selten, ihre eigenen Bedürfnisse anzumelden. Wo denn auch? Beim Kranken selbst? Bei der zerstrittenen Familie? Bei den AIDS-Hilfen, die sich meist nur für Menschen mit HIV und AIDS zuständig fühlen?

### 8. Ein System braucht systemische Intervention

So prekär die Situation schwuler Partnerschaften angesichts von HIV und AIDS auch ist, so darf dennoch nicht übersehen werden, daß sich in den letzten Jahren viele positive Veränderungen im Verhältnis zwischen HIV-positiven schwulen Männern und ihren Herkunftsfamilien vollzogen haben. Die öffentliche Debatte um

AIDS hat u. a. eine breitere gesellschaftliche Auseinandersetzung mit den Themen Sexualität und Homosexualität bewirkt und prominenten Persönlichkeiten ein „Outing" ermöglicht. Sie hat ebenso die Akzeptanz von HIV-Infizierten und an AIDS Erkrankten in unserer Gesellschaft gefördert.

Die Deutsche AIDS-Hilfe und das Bildungswerk „AIDS und Gesellschaft" wenden sich mit Workshops und Materialien gezielt an Angehörige von Menschen mit HIV und AIDS. Diese Angebote unterstützen die biologische wie auch die soziale Familie bei der Bewältigung des „Traumas AIDS". Gerade Eltern tun sich schwer damit, da sie die Homosexualität und die HIV-Infektion ihrer Söhne häufig als doppelte „Kränkung" erleben. Die Möglichkeit, Gefühle von Scham, Zorn und Verzweiflung im geschützten Rahmen gemeinsam mit anderen betroffenen Eltern zu bearbeiten und Solidarität zu erfahren, ebnet ihnen den Weg für eine Aussöhnung mit ihren Söhnen.

Selbst wohlwollenden Eltern fällt es oft schwer, das von ihren Kindern selbst gewählte „System Partnerschaft" zu respektieren. In der Arbeit mit Eltern spielt deshalb der Aspekt „Anerkennung von Generationsgrenzen" eine zentrale Rolle. Ihre Wirkung wird durch die stärkere Einbeziehung der Väter erhöht: Nach Untersuchungen des amerikanischen Psychoanalytikers Richard Isay (1990) sind die Anerkennung seitens des Vaters und die Aussöhnung mit ihm wichtige Faktoren für die Selbstwertentwicklung homosexueller Männer. Außerdem fördert die Einbeziehung des Vaters das Selbstverständnis und die Stärkung des Systems „elterliche Ehe", wodurch die Voraussetzungen für die gemeinsame Bewältigung der Bedrohung durch AIDS im übergreifenden Familiensystem verbessert werden. Die (Re-)Etablierung der elterlichen Paarebene ist ein zentrales Anliegen familientherapeutischer Ansätze. Sie ist die Voraussetzung für eine gelingende Ablösung der Kinder, kann bestehende Verstrickungen auflösen und die Ressourcen des Systems erweitern. Ähnlich wie in der Arbeit mit Familiensystemen von DrogenkonsumentInnen (Schwarz u. Knorr 1996) geht es in der Arbeit mit Familiensystemen schwuler Männer primär darum, das jeweilige System durch eine Erweiterung von Ressourcen zu stabilisieren.

Aber auch schwule Männer selbst sind stärker gefordert, Selbstbewußtsein und Selbstverständnis im Hinblick auf die von ihnen gelebten „Systeme" zu entwickeln, damit sie diese gegenüber der

Umwelt wirksamer markieren können. Ein gewisses Maß an Auseinandersetzung mit der eigenen Geschichte und Herkunftsfamilie bleibt ihnen dabei nicht erspart. Ihnen hierbei den Rücken zu stärken und für die Verbesserung der rechtlichen Position schwuler Partnerschaften einzutreten sind Bestandteile des Konzepts der strukturellen Prävention, das die Deutsche AIDS-Hilfe ihrer Arbeit zugrunde legt.

Die vorliegende Veröffentlichung will dazu beitragen, die Herausforderungen sichtbar zu machen, mit denen schwule Partnerschaften konfrontiert sind. Mit ihr verbindet sich unser Wunsch, sie möge bei den MitarbeiterInnen von AIDS-Hilfen und Schwulenberatungsstellen Sensibilität, Mut und Kompetenzen für die Arbeit mit dem System „schwule Partnerschaft" fördern.


Karl Lemmen, Dirk Hetzel
Referat Fortbildung und Psychosoziales
Bundesgeschäftsstelle der Deutschen AIDS-Hilfe
Berlin, Dezember 1996

# Einleitung

Ein schwules Paar setzt sich aus zwei vermeintlich heterosexuell erzogenen Männern zusammen, die durch je individuelle familiäre Konstellationen geprägt wurden. Diese wirken sich auf ihre Persönlichkeitsgestaltung und ihre Vorstellungen von Partnerschaft aus. Zusätzlich beeinflußt wird das schwule Paar von sozialen Rahmenbedingungen, die auch heute noch – zumindest latent – überwiegend diskriminierender Art sind.

Diese Einflußgrößen verdichten sich in der Gestaltung der Partnerschaft, und wie man beobachten kann, unterscheiden sie sich enorm von denen heterosexueller Paare. Das gleiche gilt für die beteiligten Bezugssysteme.

Durch eine verstärkte Abgrenzung von familiären und gesellschaftlichen Werten verschiebt sich die Gewichtung der Einflußgrößen, jedoch konkurrieren die Werte und Normvorstellungen der Familie und der Gesellschaft immer mit denen der schwulen Kultur. Demnach muß ein schwules Paar in einem Spannungsfeld von individuellen, subkulturellen und heterosexuell normierten gesellschaftlichen Bedingungen balancieren.

In den letzten Jahren hat das Thema „schwule Partnerschaften" auch in der HIV- und AIDS-Prävention an Bedeutung gewonnen, ausgelöst durch die wissenschaftlichen Veröffentlichungen von Bochow (1993) und Dannecker (1994), die den Einfluß von HIV und AIDS auf schwule Partnerschaften beschreiben.

In der Beratung schwuler Paare ergibt sich ein spezifischer Problemkontext, der sich im wesentlichen aus gesellschaftlichen Bedingungen, Rollenverhalten und fehlenden Modellen zusammensetzt, so daß kein Wissen über das Leben in anders gestalteten Partnerschaften genutzt werden kann. Alle diese Faktoren müssen im

Beratungsprozeß schwuler Paare berücksichtigt, d.h. individuell verständlich und nutzbar gemacht werden.

Da diese Einflußgrößen so vielfältig und bestimmend für die Partnerschaft sind, halten wir die Herangehensweise der systemischen Familientherapie für besonders geeignet. Durch diesen Ansatz können alle beeinflussenden Faktoren im Beratungsprozeß Berücksichtigung finden. Wir verstehen den Begriff „Familie" dabei in einem erweiterten Sinne. Neben der Ursprungsfamilie und der möglicherweise selbst gegründeten Familie zählen wir dazu auch all diejenigen Personen, die im Laufe einer schwulen Entwicklung Bedeutung erlangt haben und/oder das persönliche Netzwerk der Ratsuchenden bilden.

Unsere Erfahrungen basieren auf der Arbeit mit gleich- und gegengeschlechtlichen Paaren sowie mit Einzelklienten, die zu uns in die Beratung oder Psychotherapie kamen. Unsere Aussagen bauen somit auf klinischen Erfahrungen auf und sind keineswegs mit wissenschaftlichen Erhebungen gleichzusetzen. Das bedeutet, daß wir möglicherweise nur einige spezifische Paarkonstellationen kennengelernt haben, weshalb unsere Aussagen nicht unbedingt auf die Gesamtheit aller schwulen Paare zutreffen. Zusätzlich zu diesen Erfahrungen lassen wir Ergebnisse aus Übungen und Diskussionen verschiedener Seminare einfließen.

Wir sprechen meist von gleichgeschlechtlichen Paaren, jedoch beziehen sich unsere Aussagen verstärkt auf die Arbeit mit Männerpaaren. Es ist zu diskutieren, ob sie sich auch auf lesbische Paare übertragen lassen und welche Besonderheiten dann wiederum zu berücksichtigen wären.

Wir haben in zahlreichen Workshops das systemische Arbeiten in der Beratung schwuler Männer und Paare vermittelt. 1995 boten wir eine erste ausbildungsähnliche einjährige Seminarreihe zur systemischen Beratung schwuler Paare an. In diesem Curriculum, das im letzten Kapitel dieses Buches näher beschrieben wird, gaben wir den Teilnehmern eine Einführung in systemische Beratungs- und Interventionsformen. Dabei berücksichtigten wir die besonderen Prozesse schwuler Paare in Bindungen, Abgrenzungen und Ablösungen und deren unterschiedliche Lebens- und Liebesskripte. Wir wählten eine Kombination aus Wissensvermittlung, Selbstreflexion und Übung des Gelernten durch rollenspielartiges Training. Dieses

Curriculum und die Diskussion mit mehreren Teilnehmern bilden die Basis für das vorliegende Buch, mit dem wir einen Leitfaden für diese spezifische Arbeit zur Verfügung stellen wollen.

Die Wissensvermittlung erachten wir als notwendig, wir wissen aber auch, daß sie die Gefahr einer schematischen Anwendung von Techniken birgt. Diese Ambivalenz hinderte uns zunächst an einer schriftlichen Dokumentation. Wir entschieden uns deshalb für eine Einführung in das systemische Arbeiten mit schwulen Paaren. Wir wenden uns damit an den fortgeschrittenen Berater, der über ausreichende Erfahrungen in der Arbeit mit Einzelpersonen verfügt und sich der Beratung von Paaren nähern möchte.

Wir vermuten, daß besonders Mitarbeiterinnen und Mitarbeiter der AIDS-Hilfen, der Schwulenberatungsstellen und -telefone sowie anderer Lebens- und Familienberatungsstellen Zugang zu schwulen Paaren haben. Wir gehen deshalb davon aus, daß diese Leserinnen und Leser über ein Grundwissen für die professionelle Gestaltung von Beratung verfügen.

Außerdem wenden wir uns an Beraterinnen und Berater solcher Institutionen, die ein Beratungsangebot für gleichgeschlechtliche Paare schaffen möchten. Auch wir erachten dies für dringend notwendig, da es nicht in jeder Stadt spezifische Angebote gibt.

Wir sind uns bewußt, daß diese Einführung lediglich dabei unterstützen kann, die speziellen Aspekte schwuler Paare in der Beratung angemessen zu berücksichtigen. Wenn wir mit diesem Buch auch dazu beitragen, daß gleichgeschlechtliche Paare in der Gesellschaft sichtbarer und bedeutsamer werden, wäre es uns gelungen, eine maßgebliche Einflußgröße bei der Entstehung und Aufrechterhaltung von Partnerschaften positiv zu verändern.

# 1. Einführung in das systemische Denken

## 1.1 Zur Geschichte der Systemtherapie

Die Ursprünge der Systemtheorie, die erst später von der Psychologie genutzt wurde, liegen in verschiedenen Wissensgebieten, z. B. der Physik (v. Bertalanffy 1968). Das Ziel, die Strukturen und Vernetzungen einzelner Elemente untereinander zu erfassen, erforderte eine genaue Beobachtung und Beschreibung der gegenseitigen Einflußnahme der Elemente und ihrer Abhängigkeit vom Gesamtrahmen. Diese Erweiterung eröffnete neue Dimensionen über vorher isoliert betrachtete Einzelelemente, die bisher als Ursache auftretender Phänomene angesehen wurden.

Die Übernahme dieses Denkens in die Psychologie erfolgte durch die Schaffung eines neuen Paradigmas, des sozialen System- und Kommunikationsmodells (Bateson 1958). Der Systembegriff, der soziale Phänomene beschreiben will, bestimmt ein System folgendermaßen: Es setzt sich aus handelnden Personen zusammen, die sich gegenseitig beeinflussen und in einer Wechselwirkung zu ihrer Umgebung stehen. Dementsprechend werden Probleme und Störungen nicht als „Eigenschaft" oder Krankheit eines einzelnen Menschen gesehen, sondern als Ausdruck des sozialen Bezugsrahmens.

Die Einbeziehung systemischen Denkens in die Psychotherapie wurde begünstigt durch zunehmende Unzufriedenheit in der klassischen Ein-Personen-Psychotherapie, die Krankheit als individuelle Problematik und damit allein in der Persönlichkeit der Klienten begründet ansah. So arbeitete z. B. Selvini Palazzoli als Analytikerin und Ärztin als erste in Italien mit einer gesamten Familie, in der eine Tochter an Magersucht erkrankt war. Ihr waren die paradoxen Botschaften der bisher im Hintergrund gebliebenen Familie aufgefallen. Diese wünschte eine Veränderung der Situation, wollte sich selbst aber nicht verändern. Das Ziel der Therapie war nun, die Interaktionsmuster innerhalb der Familie zu erkennen und zu verändern, da dem Symptom die Funktion der Aufrechterhaltung eines pathologischen Gleichgewichts im gesamten System Familie zugeschrieben wurde.

Die Entwicklung des systemischen Ansatzes in der psychologischen Beratung und Psychotherapie erfolgte durch die Beratung von Familien mit einem schizophrenen Mitglied (Bateson 1959) und durch die Erforschung von Kurzzeittherapie-Verfahren (Watzlawick 1964) in den USA. Entscheidende Reaktionen darauf waren u. a. die Entwicklung des „Mailänder Modells“ (Selvini Palazzoli 1974) und die Arbeiten im „Brief Family Therapy Center“ in Milwaukee (de Shazer 1978). Im deutschsprachigen Raum begann Stierlin Anfang der 70er Jahre im „Heidelberger Institut für systemische Forschung und Therapie“ mit der systemischen Arbeit mit Familien.

In der aktuellen Entwicklung systemtheoretischer und systemischer Beratungs- und Therapieansätze treffen Erkenntnisse aus dem Konstruktivismus[1], der Chaostheorie[2], der Kybernetik[3] und der Theorie zur Selbstorganisation[4] zusammen.

„Glück und Leid der Menschen hängen nicht nur von ‚objektiven‘ materiellen und sozialen Lebensbedingungen, sondern wesentlich auch davon ab, wie sie sich und ihre Umwelt wahrnehmen, wie sie in die Lernprozesse gestaltend eingreifen und welche Vorstellungen, Gedanken und Gefühle damit verbunden sind.“ (Kriz 1985, 1991)

Im Beratungsprozeß geht es darum, einen Rahmen zu schaffen, der eine Neuregelung der Wahrnehmungen und Kommunikationsprozesse ermöglicht. Hierbei ist es günstig, den Fokus ständig vom Individuum zum Subsystem[5] und zum Gesamtsystem zu variieren, das Individuum also immer wieder in Beziehung zu seinem sozialen Umfeld zu setzen. Die Prozeßhaftigkeit, die ständige Veränderung und die dauernde Bewegung eines Systems wird in der Beratung berücksichtigt, da an ein System vielfältige innere und äußere Anforderungen gestellt werden.

Zahlreiche Beratungskonzepte beziehen mittlerweile den systemischen Ansatz in die Arbeit mit Einzelpersonen ein. Management-, Organisations- und Handlungskonzepte basieren zum großen Teil ebenfalls auf diesem Ansatz.

## 1.2 Definitionen und Grundannahmen

Aus dem oben Dargelegten läßt sich folgendes für systemisches Denken und Handeln im Beratungsprozeß ableiten:

Angewandte Systemtheorie im Beratungsprozeß ist vielmehr eine Weltsicht und innere Haltung als nur eine Ansammlung von Techniken. Diese kann, verbunden mit persönlicher Entwicklung und Ergänzung um ein reichhaltiges Spektrum an Techniken, vervollständigt werden. Kaum ein Berater läßt systemisches Denken mittlerweile unberücksichtigt, jedoch fehlt oft eine Definition oder fundierte Ausbildung.

Aus systemischem Denken resultiert vernetzendes und ganzheitliches Handeln und Intervenieren. Aufgaben und Probleme werden in ihren Kontexten betrachtet. Zwischenmenschliche Realitäten werden als Konstruktion der Wirklichkeit verstanden und mit ihren Wechselwirkungsprozessen berücksichtigt. Sie werden derart

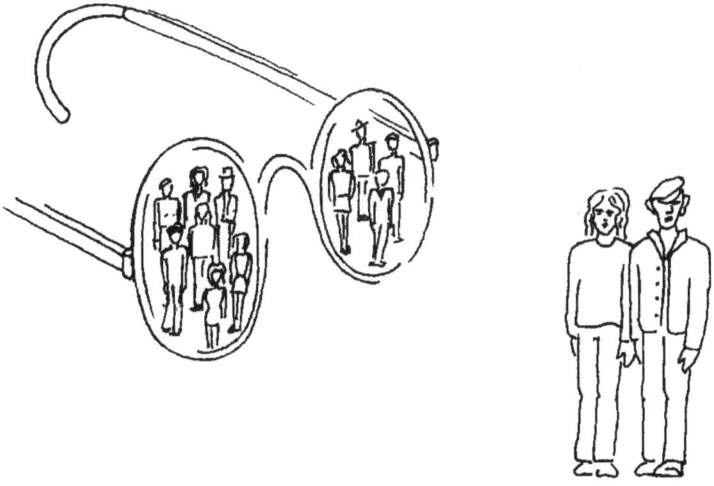

Abb. 1: „Die systemische Brille"

beeinflußt, daß die Ressourcen und Lösungskompetenzen des einzelnen, des Paares oder der Gruppe angeregt und gefördert werden.

Das Beratersystem ist Teil des Kontexts, ein Intersystem, das einfluß- und veränderungsträchtig wirkt, wie auch das Paar auf das Beratersystem Einfluß ausübt.

V. Schlippe (1987) stellt folgende Grundannahmen für die Betrachtung sozialer Systeme auf:

- sie existieren in gesamtheitlichen Zusammenhängen. Jedes einzelne Teil ist mit den anderen reziprok verbunden
- sie handeln zielorientiert
- sie steuern selbstregulierende Prozesse
- sie streben nach der (Wieder-)Herstellung eines Gleichgewichts (Homöostase)
- sie entwickeln sich stufenförmig, zwischen diesen Stufen gibt es Angleichungsphasen (Kalibrierung[6] der Veränderung)
- sie sind hierarchisch organisiert
- sie funktionieren nach expliziten (offenen) und impliziten (verdeckten) Regeln

Entsprechend lautet seine Definition: „Systemisches Denken erfaßt Ganzheiten und nicht Individuen. Es achtet auf die in diesen Ganzheiten geltenden Regeln und die in und zwischen ihnen bestehenden Wechselwirkungen. Das systemische Denken verläßt somit die Kategorien von Ursache-Wirkung zugunsten einer zirkulären Sichtweise. Alles im System ist aufeinander in Wechselwirkung bezogen. Menschen sind keine isolierten Einzelwesen, und daher ist jede Handlung zu befragen, welche Bedeutung sie für das System hat, in dem der Mensch lebt.“ (v. Schlippe 1987).

Systemisches Handeln ist dementsprechend ein umfassendes, situatives, feedback-geleitetes Handeln und Intervenieren, das komplexen Prozessen und Systemen gerecht wird. Es berücksichtigt Einzelelemente, Teilgruppen und den Gesamtzusammenhang.

## 1.3 Grundhaltung des Beraters

Aus der systemischen Sichtweise ergibt sich für den Berater eine Grundhaltung, die Selvini Palazzoli u. a. (1991) in ihrem Artikel „Hypothetisieren – Zirkularität – Neutralität. Drei Richtungen für den Leiter der Sitzung“ ausführlich beschrieben haben. Wir wollen sie an dieser Stelle stichwortartig aufführen und in Kapitel 5 ausführlicher beschreiben:

- Die Arbeit mit Paaren setzt eine neutrale Haltung der Berater voraus. Diese *Neutralität* – die *Allparteilichkeit* – ergibt sich aus einem internalisierten systemischen Denken und kann durch spezifische Frageformen unterstützt und dem Paar signalisiert werden. Die Berater zeigen gegenüber beiden Klienten in gleicher Weise Interesse und Verständnis für deren Anliegen. Dies ermöglicht ihnen Distanz; ihre Meinung bleibt dabei im Hintergrund.
- Durch die theoretische Figur der *Zirkularität* unterstützt der Berater seine Neutralität und befreit das Paar z. B. von gegenseitigen Schuldzuweisungen. Die Berater führen ein sich gegenseitig bedingendes, zeitlich unabhängiges Denkprinzip ein, so daß linear-kausale Verursachungszuschreibungen (z. B. „Ich bin aggressiv, weil du so depressiv bist") verhindert werden und eine Neuorganisation ermöglicht wird.
- Die Berater bedienen sich außerdem der – auch in der Psychologie grundlegenden – Technik des Hypothetisierens. Sie bilden eine Fülle von Hypothesen zur Entstehung und Aufrechterhaltung des gezeigten Verhaltens und bieten sie dem Paar in Form von Fragen an. Im Beratungsprozeß entscheidet das Paar, ob die Hypothesen annehmbar und hilfreich oder wieder zu verwerfen sind.

## 1.4 Schulen

Verschiedene Schulen verbanden die o. g. Grundüberzeugungen der Systemtheorie mit ihrer Herkunftsideologie (z. B. Psychoanalyse, Humanismus). Hieraus entstanden neue Beratungsansätze. Wir können hier nicht alle Schulen darstellen, möchten jedoch einen kurzen Überblick über sieben unserer Meinung nach wichtige Ansätze geben, um Anregungen zur Vertiefung mit Hilfe der angegebenen Literatur zu bieten.

### 1.4.1 Der psychoanalytisch orientierte Ansatz

Auf die Arbeit mit Familien wurden anfangs psychoanalytische Techniken übertragen, später nutzte man familientherapeutische Konzepte für die analytische Arbeit. Die wesentlichen psychoanalytisch orientierten Modelle wurden von Boszormenyi-Nagy (Boszormenyi-Nagy u. Spark 1981), Richter (1989) und Stierlin (1994) erarbeitet. Man entwickelte sie weiter und wendet sie im deutschsprachigen Raum heute vor allem im „Heidelberger Modell“ an. Sie beziehen sich auf intergenerationale Loyalitäten und auf die Dynamik von Bindung und Ausstoßung von Familienmitgliedern aus dem System. Über Generationen hinweg werden „Vermächtnisse“, „Aufträge“ oder Erwartungen an Familienmitglieder weitergegeben. Ihr Erfüllen führt zur Bindung im Familiensystem, ihr Nichterfüllen zum Ausschluß.

So ist etwa ein Jugendlicher, der in einer typischen „Bindungsfamilie“ aufwächst, im Widerspruch zwischen Individuation und Loyalität zur Familie verhaftet. Er wird gebunden durch Familienregeln, die durch die generationsübergreifenden „Aufträge“ nachvollziehbar werden. Letztere ließen es Boszormenyi-Nagy sinnvoll erscheinen, eine Mehrgenerationenperspektive einzuführen, d. h., zumindest auch die Großelternebene zu berücksichtigen. Erst dann werden Muster als Regelwerk sichtbar und verdeutlichen die Bindung des Klienten.

Dem Aspekt „Bindung“ steht der Aspekt „Ausstoßung“ gegenüber. Hierbei werden Kinder zu früh mit einer Selbständigkeit konfrontiert, die es kaum erlaubt, emotionale Grundbedürfnisse zu befriedigen. Nach Stierlin kann dies zu Verwahrlosung, schweren psychosomatischen Erkrankungen und Borderline-Störungen führen.

Im Konstrukt „Delegation“ werden die an nachfolgende Generationen weitergegebenen Aufträge zusammengefaßt, die auf der Ebene des Es, Ich oder Über-Ich wirken. So wird die Überforderung eines Jugendlichen deutlich, der einem auf der Ich-Ebene erhaltenen Auftrag durch praktische Alltagsbewältigung gerecht zu werden versucht, um damit die Eltern von Verantwortung zu entlasten.

### 1.4.2 Der entwicklungs- und erlebnisorientierte Ansatz

Dieser Ansatz geht auf Virginia Satir (z. B. 1990) zurück. Sie gehörte zum Mitarbeiter- und Autorenstamm des „Mental Research Institute“ (MRI) in Palo Alto, das Kommunikationsstrukturen erforschte, ausgehend von der Annahme, daß Verhalten nicht auf die Eigenschaften einer einzelnen Person, sondern auf die Kommunikationsbedingungen eines sozialen Kontexts zurückzuführen sei.

Satirs Fokus war der Selbstwert eines Menschen. Sie postulierte, daß Menschen, die sich selbst wertschätzen, klar und kongruent kommunizieren können und deshalb ein intaktes und zufriedenstellendes soziales Leben führen. Das Maß positiven Selbstwertes hängt wiederum ab von dem Maß an Wertschätzung, das durch das System, in dem die betreffende Person lebt, vermittelt wird. Damit kommt der Primärfamilie ein hoher Stellenwert zu: Die hier gelernten Mechanismen zur Auf- und Abwertung ihrer Mitglieder werden später auf andere Beziehungszusammenhänge übertragen. Satir stellte außerdem Kommunikationsregeln auf, die das Funktionieren einer Familie sichern. Hierzu gehören z. B. kongruentes Verhalten (= das Gesagte stimmt mit den gezeigten Gefühlen überein) oder das Beenden begonnener Transaktionen (z. B. das Beantworten von Fragen oder das Präsentieren von Konflikten).

Satir entdeckte Kommunikationstypen, die insbesondere unter Streßbedingungen ihre Ausformung finden (siehe 6.3.1), und entwickelte auf humanistischer Basis selbstwertfördernde und -stabilisierende Interventionstechniken. Die Vorgehensweisen Satirs, z. B. das Aufstellen von Familienskulpturen (siehe 4.1.6), sind noch heute Grundlage der systemischen Paar- und Familientherapie, die auch in vielen anderen Schulen berücksichtigt werden.

### 1.4.3 Der strukturelle Ansatz

Minuchins (1987) struktureller Ansatz ist derjenige systemische Ansatz, der einer Familie und ihrem Funktionieren am stärksten normative Vorstellungen zugrunde legt. Er berücksichtigt besonders den Aufbau, die Struktur und die Organisation eines Paar- oder Familiensystems. Er geht vor allem auf Subsysteme ein, die Untergruppierungen eines Gesamtsystems darstellen. Sein therapeutisches Bemühen zielt darauf ab, Subsysteme zu stärken, neu zu bilden und klar voneinander abzugrenzen. Dabei werden unklare Hierarchien, Grenzen und pathologische Koalitionen, z. B. „Triangulationen" (ein Paarkonflikt wird verdeckt, indem sich die Partner auf eine dritte Person konzentrieren, sich z. B. um die Sympathie des gemeinsamen Kindes bemühen), verdeutlicht. Zu diesem Zweck geht der Therapeut bewußt zeitlich begrenzte Koalitionen mit einzelnen Systemmitgliedern ein, um diese zu stärken. In der klassischen Familientherapie wird etwa die Elternfunktion gestärkt, um die Kinder von übermäßiger Verantwortung oder von Partnerfunktionen zu entlasten. Hieraus sollen Freiheit und Autonomie für den einzelnen im Subsystem bei gleichzeitiger Zugehörigkeit zum Gesamtsystem resultieren. Minuchins Ziel ist, komplementäre Beziehungssubsysteme zu schaffen, durch die das Selbstwertgefühl und die Identität jedes einzelnen aufgebaut und gestärkt werden können.

### 1.4.4 Der strategische Ansatz

Am „Mental Research Institute" (MRI) in Palo Alto wurde u. a. durch den Einfluß Satirs der strategisch-systemische Ansatz entwikkelt. Watzlawick, Bateson, Haley und Selvini Palazzoli gaben weitere wesentliche Impulse zum ersten Gedankengut und dessen Weiterentwicklung.

Grundlage dieses Ansatzes sind die Prinzipien des kybernetischen Modells. Ein Symptom hat demnach für jeden einzelnen und für das Gesamtsystem immer einen funktionellen Wert: Es dient der Aufrechterhaltung der Homöostase, d. h. dem Gleichgewicht und der Stabilität des Systems. Damit ist das Symptom ein pathologischer Lösungsversuch, der in der Therapie ersetzt werden soll. Das Einnässen eines Kinder etwa bindet die Aufmerksamkeit der Eltern derart stark, daß ein Konflikt auf der Ebene der Partnerschaft nicht wahrgenommen oder formuliert werden kann bzw. zu werden braucht. Somit wird nach außen ein stabiles Paarsystem präsentiert, jedoch auf Kosten eines gesunden Elternsystems. Der hilfreiche neue Lösungsversuch bestünde nun darin, die Partner bei der Bewältigung des Paarkonflikts zu unterstützen. Hierfür wurden u. a. die Methoden der *positiven Konnotation*, des *zirkulären Fragens* und des *Abschlußkommentars* entwickelt, die als bestimmend für diesen Ansatzpunkt bezeichnet werden können und von uns im Kapitel 4 näher beschrieben werden.

Der strategische Ansatz tendiert zur Kurzzeittherapie (10 – 15 Sitzungen) mit mehrwöchigen Pausen zwischen den Sitzungen, um dem System Zeit und Raum für die Umsetzung des initiierten Lösungsweges zu geben.

Die Arbeitsgruppe um Selvini Palazzoli mit ihrem „Mailänder Modell" (1981) als „Zweikammersystem" der Familientherapie war Ausgangspunkt für die weltweite Einführung der Kybernetik zweiter Ordnung in die Psychotherapie, wo sie weiterentwickelt wurde:

Zwei Therapeuten arbeiten mit einem weiteren Therapeutenteam (direkt oder hinter einer Einwegscheibe im Nebenraum) mit dem Paar oder der Familie. Der Einfluß der Ratsuchenden auf das therapeutische System sowie der Einfluß des therapeutischen Systems auf die Klienten wird beobachtet, reflektiert und einbezogen.

Boscolo und Cecchin (1988), zwei Mitglieder der Arbeitsgruppe, trennten sich von dieser und legten in ihrem therapeutischen Ansatz einen Schwerpunkt auf den sich verändernden Dialog zwischen Therapeutensystem und Ratsuchenden. Hierbei berücksichtigten sie Theorien des sozialen Konstruktivismus (z. B. Gergen 1990).

Grundlage ihres Ansatzes ist die Annahme, daß der Therapeut die Richtung einer Veränderung nicht bestimmt, da er nicht festlegen kann, wie ein Paar oder eine Familie zu sein hat. Beratung und Therapie schaffen einen Kommunikationsrahmen und Bedingungen, die Veränderungen fördern.

### 1.4.5 Der narrative Ansatz

Unter Berücksichtigung des Bedeutungsinhalts von Sprache formten sich innerhalb der Systemtherapie narrative Ansätze. Die Grundannahme ist, daß Menschen durch das Wiedererzählen von Erlebnisinhalten ihre Realitätsauffassung und demnach das „eigentlich Erlebte" formen.

Wesentlich an diesem Ansatz ist, daß der Therapeut verstärkt auf die Erzählweise seiner Klienten achtet, da mit dieser zugleich die subjektive Bedeutung des Geschehenen transportiert wird. Im Sinne Watzlawicks wird die Wirklichkeit erst durch das Erzählen konstruiert – und am Ende gibt es so viele Wirklichkeiten, wie es beteiligte Personen gibt.

White (1989) hebt hervor, daß dem Individuum nur bestimmte Erzählweisen zur Verfügung stehen. Die Aufforderung, das Erzählmuster zu verändern, erlaubt eine neue Sichtweise des Problems. Durch Neuerzählen der Lebensgeschichte wird diese dekonstruiert, indem der therapeutische Einfluß alternatives Wissen erzeugt (z. B. neue Sichtweisen, positive Konnotationen oder Ausnahmen).

### 1.4.6 Der lösungsorientierte Ansatz

Die „lösungsorientierte Kurzzeitpsychotherapie" von de Shazer (1988) und die Varianten spezifischer Frageformen von Berg (1992) stellen eine differenzierte Fragemethodik dar. Der Schwerpunkt liegt nicht bei den Beschwerden oder dem Problem, sondern in der direkten Frage nach der Lösung und den daraus folgenden Konsequenzen. Die Konsequenzen betreffen das Individuum wie auch die umgebenden Personen bzw. das gesamte soziale System.

Die Interventionen sind grundsätzlich so zu wählen und zu formulieren, daß sie eine neue Sichtweise des aktuellen Problems und seiner möglichen Lösung erlauben. Diese muß jedoch mit der „inneren Landkarte", d. h. der Epistemologie des Systems vereinbar bleiben. Das bedeutet, daß ein System über eine ihm eigene Sichtweise von dessen Beschaffenheit, vom Fühlen, Denken und Handeln der einzelnen Mitglieder und damit über ihm eigene Erklärungen für die Bedeutung eines Symptoms verfügt. Der Therapeut beeinflußt somit die Deutungs- und Interpretationsschemata des Systems.

Daraus resultiert auch eine typische Vorgehensweise de Shazers im Team: Die unterschiedlichen Sichtweisen der Systemmitglieder, z. B. mehrere unvereinbare Alternativen beim Fällen einer Entscheidung, werden von je einem Therapeuten übernommen. Auf diese Weise werden alle Meinungen berücksichtigt. Veränderungen können dann auf der inhaltlichen Ebene vorgenommen werden.

Eine für de Shazers Vorgehen typische Standardintervention ist die sogenannte Wunderfrage mit ihren nachfolgenden Fragen nach den besonderen Effekten dieses „Wunders": dem möglichen Verschwinden der Beschwerden.

# 2. Fallbeschreibungen

In diesem Kapitel möchten wir zwei Paare vorstellen. An ihrem Beispiel werden wir in den folgenden Kapiteln systemische Sichtweisen und Interventionen illustrieren. Im Abschnitt 4.1.4 werden außerdem ausführliche Genogramme beider Paare dargestellt.

Beide Fälle stammen aus unserer gemeinsamen therapeutischen Arbeit. Sie sind von uns ausgewählt worden, weil sie exemplarisch für viele Paare sind. Um die Anonymität unserer Klienten zu wahren, haben wir die Beispiele verfremdet, ohne die grundsätzliche Problematik zu verfälschen.

## 2.1 Erwin und Hans

### 2.1.1 Anlaß der Beratung

Das Paar bat um Beratung, da es sich seit ca. einem Jahr heftig und oft streite. Dies habe zur Folge, daß Erwin sich jetzt mit dem Gedanken trage, sich von Hans zu trennen. Gegenseitige Vorwürfe seien an der Tagesordnung.

### 2.1.2 Paargeschichte bis zum Beginn der Beratung

Erwin (33) und Hans (45) haben sich vor 15 Jahren in einer schwulen Diskothek kennengelernt. Erwin war gerade 18 und Hans 30 Jahre alt. Beide sprechen von „Liebe auf den ersten Blick", und es vergingen nur wenige Wochen, bis sie von sich als Paar sprachen. Zuerst wurde ihre Beziehung jedoch vor den Eltern und Bekannten verheimlicht. Nur langsam machten sie ihre Partnerschaft öffentlich, indem sie gemeinsam auftraten oder anderen davon erzählten. Für Erwin war dies die erste Partnerschaft. Hans hatte zuvor zwei Partnerschaften, die jeweils ca. ein Jahr dauerten.

Die ersten Jahre schildern sie als eine ausgesprochen glückliche und zufriedene Zeit, in der sie sich bald eine gemeinsame Wohnung einrichteten, viel reisten und in unterschiedlichen Schwulengruppen aktiv mitarbeiteten. Heute leben sie in einer gemeinsamen Eigentumswohnung. Beide sind in ihren Berufen tätig, die sie lieben und von denen sie sich ausgefüllt fühlen. Sie haben einen großen Freundes- und Bekanntenkreis.

Ihre Persönlichkeiten hätten sie schon immer als unterschiedlich empfunden, und auch der Altersunterschied sei im Alltag spürbar gewesen. Beides habe jedoch nie zu Auseinandersetzungen geführt. Erwin sei dynamisch, flippig, unternehmungslustig, vielseitig interessiert, leicht ablenkbar, sexuell aktiv. Hans sei ausgeglichen, häuslich, korrekt, pedantisch, ruhig, eher passiv.

Erste Schwierigkeiten seien nach ca. sechs Jahren aufgetreten, als ihr Sexualleben vor allem für Erwin nicht mehr zufriedenstellend gewesen sei. Hier habe es Auseinandersetzungen gegeben, die jedoch ohne Ergebnisse oder Regeln für Sex außerhalb der Beziehung beendet worden seien. Sex außerhalb der Beziehung sei von beiden gegenseitig vermutet, jedoch nicht diskutiert worden. Dies sei ein offenes Geheimnis, das auch nie zu Schwierigkeiten geführt habe.

Das Thema HIV und AIDS hätten sie besprochen, aber nicht weiter auf sich bezogen, da beide in den ersten Jahren gleichzeitig einen HIV-Antikörpertest gemacht haben, der bei jedem ein negatives Ergebnis hatte. In der Beziehung sei ungeschützter Sex praktiziert worden.

Vor fünf Jahren traten bei Hans unerklärbare Infektionskrankheiten auf, und sein Arzt habe ihm zu einem erneuten HIV-Antikörpertest geraten. Dieser ergab nun überraschenderweise ein positives Ergebnis. Auch Erwin habe sich zum Test entschlossen, der bei ihm ebenfalls positiv ausfiel.

Diese unerwarteten Ergebnisse verunsicherten das Paar. Sie lösten allerdings keine Beziehungskrise aus, da eine scheinbar unproblematische Klarheit darüber vorhanden war, daß Hans das Virus in die Beziehung gebracht hat. Es folgte eine Zeit des gegenseitigen Stützens und des erneuten Füreinander-Daseins.

Problematisch sei es vor einem Jahr, d. h. vier Jahre nach den positiven Testergebnissen, geworden. Ohne äußeren Anlaß hätten sich häufig Streitigkeiten über Alltägliches ergeben. Diese hätten mit

Vorwürfen, Schuldzuweisungen und Abrechnungen nach dem Motto „Was ich dir schon immer mal sagen wollte ..., immer wenn du ..., du machst nie ...“ geendet. Mittlerweile seien die Abläufe dieser Streitkultur eingefahren, und sie sähen oft keinen Weg für ein Fortbestehen ihrer Beziehung, obwohl es ihr Ziel sei, weiter in ihrer Partnerschaft zu leben.

### 2.1.3 Familiärer und sozialer Hintergrund von Hans

Hans ist als Ältester von drei Geschwistern (zwei Jahre jüngere Schwester, fünf Jahre jüngerer Bruder) in einer mitteldeutschen Kleinstadt aufgewachsen. Sein Vater starb im Alter von 44 Jahren an Magenkrebs. Hans war zu diesem Zeitpunkt 12 Jahre alt. Seine Mutter nahm neun Jahre nach dem Tod ihres Mannes eine neue Beziehung auf, in der sie noch heute lebt. Sie hat jedoch nicht wieder geheiratet.

Seine gesamte Kindheit schildert er als unauffällig, seine Beziehungen zu seinen Geschwistern als gut. Zu ihnen pflege er regelmäßigen Kontakt. Das Verhältnis zu seiner Mutter und seinem Stiefvater sei distanziert. Sein Coming-out habe innerhalb der Familie einen Schock bewirkt, sei aber im Laufe der Jahre integriert worden.

Den Kontakt zu seinem Vater beschreibt er als ambivalent. Er habe immer „eine Kluft“ zwischen sich und seinem Vater gespürt. Gleichzeitig habe er aber das Gefühl, als hätten sie immer in engem Austausch gestanden. Er fühle sich ihm gerade heute sehr verbunden und nah.

Vergleichbare Gefühle würde er gegenüber einer Tante väterlicherseits haben. Diese sei lange Zeit in den Erzählungen und dem direkten Familiengeschehen nicht aufgetaucht. Das sei immer damit begründet worden, daß sie in jungen Jahren in die USA ausgewandert war. Sie habe sich nie den familiären Gepflogenheiten angepaßt, und jetzt gebe es keine Kontakte mehr. Welche genauen Vorkommnisse hierzu führten, blieb unklar. Hans berichtet nur über eine diffuse emotionale Nähe.

Seine berufliche Ausbildung zum Datenverarbeiter und sein Arbeitsanfang in einem größeren Industriebetrieb seien ebenfalls unproblematisch verlaufen. Nach Beendigung seiner Ausbildung ließ er sich in eine Zweigstelle an seinem jetzigen Wohnort versetzen. Er ist heute noch im selben Betrieb in gehobener Position tätig.

Er habe eine Reihe von Interessen und arbeite in unterschiedlichen schwulen Gruppen seit mehreren Jahren aktiv mit.

### 2.1.4 Familiärer und sozialer Hintergrund von Erwin

Erwin ist als Einzelkind in einer deutschen Großstadt aufgewachsen. Sein Vater war Baumaschinenverkäufer und seine Mutter Hausfrau. Als Erwin ca. 14 Jahre alt war, nahm sie eine Halbtagsstelle als Verkäuferin an. Beide Eltern sind heute pensioniert und leben zurückgezogen.

Seine Kindheit habe er als „einsam" und seine gesamte Schulzeit „voller Druck" erlebt. Hohe Ansprüche seiner Eltern bezogen sich sowohl auf sein Aussehen und sein Verhalten als auch auf seine Leistungen.

Er hat seine schulische Laufbahn mit dem Abitur beendet, dem sich ein Studium der Betriebswirtschaft anschloß. Nach dem Studium fand er eine Stelle in einem größeren Konzern. Er lebt in seiner Geburtsstadt, die er schätzt und als „seine Stadt" bezeichnet. Die Erwartungen der Eltern seien auch noch im Erwachsenenalter vorhanden, so daß er den Druck weiterhin verspüre.

Sein Coming-out mit ca. 16 Jahren bewirkte einen Bruch mit seiner Familie. Obwohl durch das Großstadtleben allen Familienmitgliedern Schwule durchaus bekannt gewesen seien, sei der einzige Sohn als schwuler Mann nicht akzeptiert worden. Lange Zeit wurde sein Schwulsein von allen verheimlicht. Heute wissen zwar die Eltern um seine Partnerschaft, jedoch werde diese von den Eltern kaum angesprochen.

Er habe einen kleinen Bekanntenkreis von heterosexuellen und schwulen Freunden. Die Beziehungen seien sehr intensiv, und er habe lieber weniger Freundschaften, die er dann aber regelmäßig pflegen könne.

Erwin berichtet, daß es in seiner Familie keine Besonderheiten gebe, nur daß häufiger von dem Bruder seines Großvaters väterlicherseits erzählt wurde. Dieser sei ein ausgesprochen attraktiver, intelligenter und besonderer Mensch gewesen. Durch seine persönlichen wie auch beruflichen Fähigkeiten sei er überall aufgefallen und habe innerhalb kürzester Zeit im Mittelpunkt des Geschehens gestanden. Besonders tragisch getroffen habe es damals die gesamte Familie, als er in noch jungen Jahren durch einen Jagdunfall ums Leben gekommen sei.

### 2.1.5 Zur Paardynamik

Die beginnenden Schwierigkeiten des Paares lassen sich nach dem Phasenmodell von McWhirter (1986) in die fünfte Stufe, die Stufe der Entlastung (s. Kapitel 3.5), einordnen. In dieser Phase befindet sich das Paar auch bei Aufnahme der Beratungsgespräche. Es wird deutlich, daß das Vertrauen in der Beziehung gewachsen ist, jetzt jedoch nach neuen Formen der Anerkennung und nach Mitteilung der Gemeinsamkeiten gesucht wird.

Die HIV-Infektion löste keine Krise in der Beziehung aus. Diese entstand erst sehr viel später, als die Auswirkungen und Konsequenzen jedem deutlich wurden. Hans bemerkte, daß seine opportunistischen Infektionen im gleichen Alter auftraten, in dem sein Vater die Diagnose „Magenkrebs" erhielt und dieser starb. Ihn ergriff Panik, und er war der Überzeugung, daß er „als erster" sterben würde. Durch die Auseinandersetzung mit Krankheit und Tod verdeutlichte sich für Hans die emotionale Nähe und Parallele zur Lebensgeschichte seines Vaters.

Im weiteren Reflektieren über generationsübergreifende Muster entdeckte er darüber hinaus Gemeinsamkeiten mit seiner Tante, die sich ebenfalls nicht an Familienregeln angepaßt hatte. Beide werden in gewisser Weise aus der Familie verstoßen. Familiendynamisch rehabilitiert er damit seine Tante, d. h., durch ihn erhält sie wieder einen Platz im Denken der Familienmitglieder.

Dies erklärt ihm seine emotionale Nähe zu der „Ausgestoßenen" und dem Verstorbenen.

Im Beratungsprozeß verdeutlichte sich für Erwin, daß die an ihn gestellten Erwartungen sich mit denen deckten, die sein Großonkel erfüllte. Diese Identifikation ist möglich, weil sein Großonkel in jungen Jahren starb und somit seinen familiären Auftrag nicht erfüllen konnte. Dieser wurde an Erwin weitergegeben.

Die Arbeit des systemischen Beraters ist grundsätzlich hypothesengeleitet. Unsere Arbeitshypothesen sind, daß das unbewußte Motiv, das diese Partner sich hat wählen lassen, die emotionale Verbundenheit mit Verstorbenen ist. Das Gefühl des gegenseitigen Verstehens ist genährt worden durch das Empfinden jedes Partners, sein eigenes Leben nicht verwirklichen zu können. Die unbewußte Paardynamik besteht in der Hoffnung, sich gegenseitig dabei zu helfen, das Muster aufzugeben.

Im Reflektieren der 15jährigen Beziehung kristallisierten sich folgende Oberthemen heraus: Versorgtwerden, Inanspruchnahme von Unterstützung und die Verteilung von Stärke und Schwäche in der Beziehung.

Das Erfüllen komplementärer Rollen scheint bis zum Auftreten erster HIV-bedingter Krankheiten gelungen zu sein. Durch die Erkrankungen von Hans muß Erwin häufiger stützende Funktionen innerhalb der Beziehung übernehmen. Gleichzeitig sieht er in den Erkrankungen einen Spiegel seiner selbst.

Die Streitigkeiten können als Versuch gesehen werden, einen Ausgleich dieser Rollen herzustellen. Andererseits kann die gemeinsame HIV-Infektion auch als verbindende, neue, gemeinsame Aufgabe gesehen werden.

## 2.2 Klaus und Burkhard

### 2.2.1 Anlaß der Beratung

Das Paar bat um Beratung, weil beide Partner seit ca. acht Monaten „keine Erfüllung“ mehr in ihrer Beziehung finden würden. Klaus reagiere mit Rückzug und Traurigkeit, während Burkhard stärker als in den letzten Jahren seine eigenen Interessen verfolge.

### 2.2.2 Paargeschichte bis zum Beginn der Beratung

Klaus (30) und Burkhard (28) haben sich vor fünfeinhalb Jahren über eine gemeinsame Freundin kennengelernt. Im ersten halben Jahr hätten sie sich immer wieder mal zufällig getroffen, und langsam sei ihr Interesse füreinander entstanden. Seit etwa fünf Jahren definieren sie sich selbst als Paar. Sie leben in getrennten Wohnungen, verbrächten aber einen Großteil ihrer Zeit in der größeren Wohnung von Klaus. Der Wunsch nach einer gemeinsamen Wohnung tauche gelegentlich auf, werde aber von beiden immer wieder verworfen.

Seit ungefähr acht Monaten erleben sie ihre Beziehung als wenig befriedigend. Klaus habe sich in neurologisch-ärztliche Behandlung begeben, weil er sich traurig fühle, zunehmend weniger leisten könne und sich dadurch weniger zutrauen würde. Der behandelnde Arzt habe ihm eine Partnerschaftsberatung empfohlen.

Burkhard habe in dieser Zeit alte, in den letzten Jahren ruhende Interessen aktiviert. Er habe keine gemeinsamen Zukunftspläne und befürchte, daß sie sich auseinanderentwickeln könnten. Es falle ihm auf, daß er in den letzten Jahren ziemlich viel Alkohol konsumiere. Durch die Beratung möchten beide den alten Zustand, so wie er noch vor einem Jahr war, wiederherstellen.

### 2.2.3 Familiärer und sozialer Hintergrund von Klaus

Klaus ist als Einzelkind in einer norddeutschen Kleinstadt aufgewachsen. Sein Vater ist selbständiger Automechaniker, seine Mutter Krankenschwester. Seine Kindheit sei durch ständige Krankheiten (Asthma, lange orthopädische Krankenhausaufenthalte) gekennzeichnet gewesen. Demzufolge sei seine schulische Entwicklung problematisch und durch Klassenwiederholungen geprägt gewesen. Diese schloß er mit der Mittleren Reife ab und er entschied sich dann für eine Altenpflegerausbildung. In diesem Beruf arbeitet er noch heute. Mit 22 Jahren zog er aus seinem Geburtsort in eine deutsche Großstadt.

Klaus' Mutter starb an einem Asthmaanfall, als er sieben Jahre alt war. Diese Krankheit habe ihr Leben und sein Erleben der Kindheit geprägt. Es habe eine häusliche Atmosphäre der Rücksichtnahme und Schonung geherrscht. Er berichtet, als Kind habe er sich für das Wohlergehen seiner Mutter verantwortlich gefühlt. Nach dem Tod seiner Mutter sei er von der in der Nachbarschaft wohnenden Tante, der älteren Schwester der Mutter, versorgt worden.

Sein Vater sei alkoholabhängig und habe die Mutter „schlecht behandelt". Streitigkeiten und Schläge seien an der Tagesordnung gewesen.

Sein inneres Coming-out habe er in seinem Geburtsort erlebt. Erst nach seinem Wegzug habe er sich freier gefühlt und sei offener mit seinem Schwulsein umgegangen.

Jetzt spielt er in einer schwulen Musikgruppe und treibt Sport im schwulen Sportverein. Dadurch habe er einen recht großen Bekanntenkreis. Sein Vater, Verwandte und Bekannte aus dem Geburtsort wüßten bis heute nichts von seinem Schwulsein und seiner Beziehung zu Burkhard. Er vermutet, daß sie keinerlei Verständnis dafür aufbrächten.

### 2.2.4 Familiärer und sozialer Hintergrund von Burkhard

Burkhard ist als Jüngster von vier Geschwistern in einer mittelgroßen süddeutschen Stadt aufgewachsen. Sein Vater ist Ingenieur und seine Mutter Sozialarbeiterin.

Seine Kindheit beschreibt er heute als unruhig und von vielen Geschwisterrivalitäten beeinflußt. Nach der Scheidung seiner Eltern lebte der Siebenjährige mit seinen Geschwistern bei der Mutter, die, als er zehn Jahre alt war, eine neue Ehe einging. Seit seinem Umzug in eine deutsche Großstadt sei der Kontakt zu seinen Eltern und Geschwistern auf ein Minimum beschränkt. Seine Familie wisse von seinem Schwulsein, es werde jedoch nie darüber gesprochen oder nachgefragt.

Er machte eine Ausbildung bei der Post für die mittlere Laufbahn und arbeitet jetzt in einer privaten Tochtergesellschaft des Unternehmens.

In der Stadt, in der er jetzt lebt, habe er viel in der schwulen Subkultur unternommen und dadurch viele Freunde und Bekannte gewonnen. Er habe schon immer den Wunsch nach einer Beziehung gehabt, wobei er ebenso die Vorteile des Alleinlebens schätze. 1985 ließ er erstmals einen HIV-Antikörpertest durchführen, der ihm ein positives Ergebnis bescheinigte. Die daraus resultierende Krise habe er mit Hilfe von Freunden und mit Unterstützung aus der Subkultur meistern können. Klaus habe von seinem positiven Serostatus bereits vor dem Beginn der Beziehung gewußt. Das Thema HIV und AIDS sei schon immer ein Bestandteil ihrer Beziehung gewesen, und sie hätten gelernt, mit den damit verbundenen Unsicherheiten zu leben.

### 2.2.5 Zur Paardynamik

Das Paar befindet sich zu Beginn seiner Schwierigkeiten im fünften Beziehungsjahr, das in der Regel durch das Wiederauftreten individueller Eigenarten, durch Risikobereitschaft, Austragen von Konflikten und die Begründung von Paartraditionen gekennzeichnet ist (siehe 3.5).

Beide Partner haben kaum Anbindung an ihre Familien und bekommen von diesen wenig Anerkennung für ihre schwulen Lebensformen. Dagegen sind sie stark in schwule Zusammenhänge eingebunden.

Während der Beratung wird deutlich, daß sich das Paar in einer Phase der Abgrenzung befindet: voneinander, von der Familie sowie von Normen und Werten ihrer subkulturellen Umgebung. Beide Partner suchen nach einem Weg, um ihre Vorstellungen von Partnerschaft mit dem Wunsch nach individueller Freiheit zu verbinden. Sie setzten Zeichen, um ihre Bedürfnisse zu signalisieren.

Gemäß dem hypothesengeleiteten Vorgehen sind unsere Arbeitshypothesen, daß in Burkhards Familie gehäuft Trennungsmuster zu finden sind, d. h., Trennung scheint ein Lösungsweg für Abgrenzungen in der Ursprungsfamilie zu sein. Es scheint, als habe er selbst einen Teil davon übernommen, indem er wenig Kontakt zu seiner Familie pflegt. Eine klare Trennung vollzieht er jedoch nicht. In Klaus' Familie weisen alle Personen eine ausgeprägte Krankheitsgeschichte auf. Dies läßt vermuten, daß Bedürftigkeiten und Wünsche über Krankheiten ausgedrückt werden.

Das bei Burkhard zunehmende Auftreten von Symptomen könnte als Ausdruck seines Wunsches nach Nähe zu Klaus interpretiert werden. Klaus kennt diese Ausdrucksformen des Wunsches nach Zuwendung und kann aufgrund alter Erfahrungen darauf reagieren.

Die im Behandlungsverlauf geäußerten Hypothesen veranlaßten das Paar, sich gegenseitig in ihrem diffusen Abgrenzungswunsch zu stärken und gleichzeitig ihr Bedürfnis nach Nähe und Verbundenheit in der Beziehung zu leben. Sie suchten nach Möglichkeiten, wie sie sich von diesen Mustern trennen und Formen finden könnten, ihre Wünsche unmittelbar und direkt auszudrücken. Ihre Suche nach Anerkennung verlagerte sich vermehrt auf ihr Paargeschehen, das nach ihren Wünschen in direktem Austausch zu ihren schwulen Bezügen stehen sollte.

## 3. Spezielle Aspekte schwuler Partnerschaften

Neben der Dynamik, die aus der Gleichgeschlechtlichkeit resultiert, spielen weitere Faktoren eine große Rolle. Die Persönlichkeit, die Lebensumstände oder die Ursprungsfamilie haben einen ebenso starken Einfluß auf die Lebensgemeinschaft. Gleichgeschlechtliche Paare müssen sich somit bei der Symptombildung als Bewältigungsmechanismus für Konflikte nicht zwangsläufig von gegengeschlechtlichen Paaren unterscheiden.

In diesem Kapitel möchten wir vor allem die spezifischen Lebensbedingungen eines gleichgeschlechtlichen Paares und deren Auswirkungen auf die Partnerschaft darstellen. Diese führen zu besonderen Paarthematiken.

Schwule Männer haben zum Zeitpunkt der Paarbildung den Entwicklungsschritt des inneren Coming-out hinter sich und damit eine zum Teil stark verunsichernde emotionale Auseinandersetzung mit der eigenen Sexualität durchlebt. In den meisten Fällen folgt auch ein partieller Prozeß des äußeren Coming-out[7]. Diese Prozesse der psychosexuellen Identitätsfindung unterscheiden sich massiv von denen bei Heterosexuellen, die derartige Auseinandersetzungen mit ihrer Sexualität nicht kennen. Das lebensbestimmende Bekenntnis zu einem gleichgeschlechtlichen Partner macht den Betreffenden zu einer Gruppe zugehörig, die in seiner bisherigen Lebensgeschichte meist verspottet und diskriminiert wurde. Er weiß nicht, worauf er sich einläßt, wenn er seinen Empfindungen folgt, da er zu diesem Zeitpunkt kaum über Erfahrungen mit anderen schwulen Männern verfügt. Sich selbst anzuerkennen und sich von anderen Männern angezogen zu fühlen ist nicht nur eine sexuell orientierte Lebensvariante, sondern macht den so fühlenden Mann zu einer diskriminierten (zumindest so phantasierten) Gesellschafts- und Außenseitergruppe zugehörig. Zu diesem Zeitpunkt gibt es in der Regel keine Peer-Gruppe, die den schwulen Mann unterstützt. Dies kann Ängste vor Stigmatisierung forcieren.

In der Regel folgt eine heimliche und schambesetzte Sexualität. Dieses erste Erleben von Sexualität wird häufig nicht als selbstwertstärkend, befreiend und schön interpretiert, sondern mehr als fehlerhaftes und zu verheimlichendes Verhalten.

Durch die individuellen Erfahrungen, die jeder mit seinem Schwulsein macht, sind gleichgeschlechtliche Partnerschaften stark beeinflußt. Die Fähigkeit, einen Partner zu lieben und eine Partnerschaft über einen längeren Zeitraum befriedigend zu führen, erfordert ein hohes Maß an Selbstwertgefühl und die Integration der Homosexualität in die Persönlichkeit.

Zeitpunkt, Verlauf und Erfahrungen des Coming-out bestimmen die Haltung zur eigenen sexuellen Orientierung. Die durch Familie und Bezugssysteme vermittelten Wertvorstellungen wirken sich auf die gewünschte Selbstakzeptanz aus. Trotzdem sind verinnerlichte Homophobie und Selbstablehnung kaum einzugrenzende Phänomene, die beständig wirken und sich vielfältig gestalten können.

Hinzu kommen die gleichen Unsicherheiten, die sich bei heterosexuellen Menschen zeigen, z. B. Verunsicherung gegenüber dem eigenen Körper und dessen Veränderungen, auf den Partner bezogene Irritationen.

Die beschriebenen Bedingungen und Erfahrungen wirken sich auf die erste und die folgenden Partnerschaften aus:

- Geheimhaltung statt Stolz zur Schau tragen
- Angst statt Anerkennung
- Minderwertigkeit statt Gefühl der Vollwertigkeit/des Erwachsenseins
- Außenseitertum statt Zugehörigkeit
- Klammern statt Übergang und Ausprobieren
- langes Suchen statt natürliches Finden
- vorzeitiges Beenden statt Entwicklung längerfristiger Bindungen

Zu diesen individuellen Bedingungen, die selbstverständlich variieren können und von einer Reihe anderer Faktoren abhängig sind (z. B. Wohnort, Einstellung und Erfahrungen der Eltern mit Schwulen), kommen gesellschaftliche Rahmenbedingungen hinzu, denen es an unterstützendem Charakter und wertschätzenden Ritualen für gleichgeschlechtliche Paare mangelt.

Für schwule Männer existieren kaum Vorbilder, Rollen, Wertvorstellungen und Rituale für die Bildung von Lebensgemeinschaften. So können sie nicht wissen und nur mühsam lernen, wie sie sich in ihnen verhalten und in ihnen leben können. Dadurch ist das Eingehen einer Partnerschaft stark angstbesetzt.

Ein adäquates Rollenverhalten muß auf der Grundlage einer männlichen Sozialisation umgestellt und angepaßt werden.

## 3.1 Die geschlechtsspezifischen Erfahrungen schwuler Männer

In diesem Abschnitt gehen wir zunächst kurz auf die Entwicklungsbedingungen des einzelnen schwulen Mannes ein, da Partnerschaften durch geschlechtsspezifische Erfahrungen geprägt sind.

### 3.1.1 Die Bedingungen für eine schwule psychosexuelle Identitätsfindung

Ein schwuler Mann erlangt die Anfänge seiner schwulen Identität zuerst über sexuelle Wünsche und gelebte Sexualität. Hierüber kann er sich definieren und seinen Gefühlen Ausdruck verleihen. Für eine Integration seiner psychosexuellen Identität in Verbindung mit seinen anderen Rollen (z. B. als Mann, als Familienmitglied, als Berufstätiger) fehlen meist Vorbilder. Die einzige Rückkopplung oder Bestätigung seiner psychosexuellen Identität findet er im Ausleben seiner Sexualität. Hieraus kann das (Vor-)Urteil entstehen, schwule Männer lebten eine ausgeprägtere Promiskuität als heterosexuelle Menschen. Jedoch scheint es eher der Fall zu sein, daß für diese Phase der psychosexuellen Identitätsfindung und deren Integration eine stärkere, ständige Wiederholung sexueller Bestätigungen notwendig ist. Hieraus entwickelte sich eine ausgeprägte (größtenteils sexuell orientierte) Subkultur, die auf eine unkomplizierte sexuelle wie auch identitätsstiftende Bedürfnisbefriedigung ausgerichtet ist.

Sexualität hat nach unserer Einschätzung eine wesentliche identitätsstiftende Funktion in der Entwicklungsgeschichte schwuler Männer, und sie findet sich als weiterbegleitendes Thema in der Partnerschaft.

In jeder Liebesbeziehung wird der Partner zuerst idealisiert und ein symbioseähnlicher Zustand angestrebt. (Selbst-)Bestätigung und

Anerkennung stehen an erster Stelle, und die sogenannte sexuelle Treue braucht oft zu Beginn nicht diskutiert zu werden. Diese erste Phase wird weiter unten im Phasenmodell von McWhirter ausführlich beschrieben.

Jedoch müssen sich die Paare mit ihrer Liebe zueinander, ihren konstruierten Idealen, der beständigen Verlockung des Single-Daseins und dem Thema Außenbeziehungen auseinandersetzen. Da es keine Normen gibt, ist es möglich, verschiedene Partnerschaftskonzepte mit einem funktionierenden und bedürfnisbefriedigenden Regelwerk zu erproben.

Partnerschaftliche Treue und Zugehörigkeit können sich auf verschiedenste Art und Weise ausdrücken, wodurch sich sehr individuelle Lebensformen ergeben. Wir möchten diese Vielfalt am Beispiel des gemeinsam gestalteten Sexuallebens mit seinen möglichen Absprachen und Regeln aufzeigen:

- Sex ist nur mit dem Beziehungspartner/auch mit anderen Männern erlaubt
- außerhalb der Beziehung sind nur anonyme Sexualkontakte/nur „One-night stands“ erlaubt
- Sex außerhalb der Beziehung ist nur in Ausnahmefällen erlaubt
- der Partner wird über Außenkontakte in Kenntnis/nicht in Kenntnis gesetzt
- Sex mit anderen Männern ist im gemeinsamen Lebensraum/nur außerhalb des gemeinsamen Lebensraumes erlaubt (z. B. im getrennten Urlaub)
- Sexualkontakte mit anderen dürfen gemeinsamen Planungen oder Aktivitäten nicht im Wege stehen
- gemeinsamer Sex mit Dritten/Vierten usw. ist im gemeinsamen Lebensraum/nur auf gemeinsamen „Streifzügen“ erlaubt
- längere Außenbeziehungen sind mit Wissen/ohne Wissen des Partners erlaubt
- Wochenendbeziehungen sind erlaubt
- Außenbeziehungen sind nur als Übergang (z. B. bei einer Wochenendbeziehung) erlaubt
- sexuelle Kontakte mit Frauen sind erlaubt

Wenn die Partner über die Gestaltung ihres Sexuallebens verhandeln, sind sie aber meist geteilter Meinung, da über dieses stark emotional eingefärbte Thema unbewußt auch andere Beziehungsfaktoren verhandelt werden. Hierzu gehören z. B. eine Nähe-Distanz-Regelung, Bindungsmöglichkeiten oder die Sicherung der individuellen Freiheit. Kränkungen, Verletzungen, Zurückweisungen, Nicht-verstanden-Werden oder Wut sind ständige Begleiter und Folgen dieser Auseinandersetzungen. Sie werden über das Thema Sexualität symptomatisiert und kanalisiert.

Anhand eines Ausschnitts aus dem sechsten Gespräch mit Erwin und Hans möchten wir darstellen, welche übergeordneten Themen über Außenbeziehungen angesprochen werden könnten:

*Erwin:* Ich fühlte mich damals gar nicht mehr beachtet, und Hans hatte kaum noch Interesse an mir. Heute kann ich zwar darüber sprechen, damals verspürte ich einfach nur Lust, andere Männer kennenzulernen und Sex zu haben. Ich war total genervt von den ständigen Auseinandersetzungen über Sex und Weggehen und so!

*Berater:* Was denkst du, worüber ihr geredet hättet, wenn ihr dieses Thema mal für zwei Wochen ausgeklammert hättet?

*Hans:* Naja, ich glaube, ich war ganz schön belastet durch meine Arbeit ...

*Erwin:* Nee, du hättest mehr über deine Wut auf mich sprechen müssen und daß du glaubst, ich würde mich für den ganzen bürokratischen Kram nicht interessieren.

*Berater:* Ich habe Themen wie Belastung, Frustration und Interesse gehört. An welchem Verhalten des anderen bemerkt ihr, daß diese Themen im Raum sind?

*Hans:* Wenn Erwin kein Interesse hat, dann sagt er mir das nicht, sondern hat viele Termine und Verabredungen. Ich kann daraus nur schließen, daß ihn vielleicht etwas belastet, z. B. mein Drängen, daß er bürokratischen Kram übernehmen muß.

*Berater:* (zu Erwin) An welchem Verhalten bemerkst du, daß Hans belastet ist?

*Erwin:* Erst drängt er und fordert, ich solle doch gefälligst dies oder jenes tun. Wenn ich mich dann rausziehe, wird er ruhiger, aber ich spüre, wie es innerlich bei ihm brodelt.

*Berater:* Das ist die Wut, die du vorhin angesprochen hast.

*Erwin:* Ja.

*Berater*: Gibst du ihm Gründe für seine Wut, wenn du rausgehst und mehr Zeit mit anderen Männern verbringst?

*Erwin*: So habe ich noch nicht darüber nachgedacht, aber es könnte schon sein.

*Hans*: Das stimmt schon mit der Wut, die kann ich konkreter an diesen Dingen festmachen, denn daß er sich nicht für meine zahlreichen Haushalts- und Bürokrampflichten interessiert, ist schon so ein alter Hut und verändert sich nicht.

Dieser Gesprächsausschnitt verdeutlicht, daß der Hintergrund der Auseinandersetzung über Außenbeziehungen die Themen Überlastung, Wut, Frustration und mangelnder Freiraum sind, die sich nun konkretisieren lassen. Vorher herrschten diffuse Gefühle der Hilflosigkeit vor.

Schwule Männer wurden in ihren Familien als vermutet heterosexuelle Männer sozialisiert. Durch verschiedene Einflüsse haben sie gelernt, erlebt und erfahren, wie Männer sein sollen. Männliche Attribute, männliche Verhaltensweisen und männliches Aussehen prägten sie und fordern auch später noch den ständigen Vergleich mit dem eigenen Sein, Wollen und Fühlen.

„Männer zeigen keine Gefühle“, „Männer ertragen Schmerzen und sind nicht zimperlich“, „Männer sind die Ernährer“. Dies sind nur einige Beispiele vermittelter Werte, Normen und Leit(d)sätze männlicher Entwicklung und Sozialisation, aus der eine dominante, machtvolle Rolle resultiert, die auch heute noch Anlaß zur Auseinandersetzung zwischen den Geschlechtern gibt. Es ist leicht vorstellbar, welche Verwirrung die erlernten Rollen und Leitsätze bei schwulen Männern stiften können.

Wie finden sich bei diesen geschlechtsspezifisch polarisierten Erwartungen zwei schwule Männer in einer Partnerschaft zurecht?

Offensichtlich potenzieren sich in einer schwulen Partnerschaft „typische“ Männerstärken (z. B. Unabhängigkeit, Rationalität, Selbständigkeit) und Männerschwächen (z. B. Gefühlsarmut, Konkurrenzverhalten, Kritikunfähigkeit). Damit eine komplementäre Beziehung zwischen zwei Männern gelebt werden kann, müssen sogenannte weibliche Fähigkeiten notwendigerweise ausgefüllt und als positive männliche Eigenschaften umgedeutet werden. Diese komplementären Eigenschaften auszufüllen, zu verweigern und auszubalancieren ist ein schwieriger Entwicklungsschritt in schwulen Partnerschaften. Die Frage, welcher Partner zu welchem Zeitpunkt welche Eigenschaft vorrangig lebt, zieht sich durch die gesamte Partnerschaft und erfordert unseres Erachtens ständige Verhandlungen.

Als Beispiel möchten wir einen Ausschnitt aus dem ersten Gespräch mit Klaus und Burkhard darstellen:

*Berater:* Klaus, wenn du traurig bist, was glaubst du, daß Burkhard dann über dich denkt?

*Klaus:* Ich glaube, der ist genervt davon und weiß nicht so richtig, was er dann machen soll.

*Berater:* Was denkt er über dich?

*Klaus:* Ich glaube, daß er lieber einen „harten Mann" haben wollte und denkt, ich sei verweichlicht und empfindlich wie eine Frau, und genau das wollte er nie haben. Aber er verhält sich dann trotzdem ganz lieb und fürsorglich.

*Berater:* Burkhard, wenn du öfter unterwegs bist, was glaubst du, daß Klaus dann über dich denkt?

*Burkhard:* Schon wieder, ich sitze hier allein rum, und er amüsiert sich und säuft. Das kenne ich doch von zu Hause. Ich glaube, er denkt, daß ich meine Freiheit brauche und in gewisser Weise vergnügungssüchtig bin.

*Berater:* Angenommen, Klaus hätte auch eine vergnügungssüchtige Seite und würde sie plötzlich leben, wie sähe dann eure Beziehung aus?

*Burkhard:* Das kann ich mir gar nicht vorstellen.

*Berater:* Tu mal so, als ob es so wäre.

*Burkhard:* (denkt lange nach) Dann würden ja auch von ihm Vorschläge kommen, was man so machen könnte. Vielleicht können wir uns ja dann nicht einigen, wohin wir schließlich gehen, weil ich lieber in meine Stammkneipen will und er was ganz anderes.

Wie das Beispiel zeigt, kann die Auseinandersetzung über festgeschriebene Eigenschaften zu Verunsicherung und Orientierungslosigkeit in der Partnerschaft führen. Das Paar muß Lösungswege finden, die ihm einen bedürfnis- und kontextabhängigen Umgang damit ermöglichen. Daraus resultiert sehr häufig ein bewußter Umgang mit partnerschaftsbezogenen Bedürfnissen und Wünschen, d. h. wie Sexualität, Freizeit, Beruf usw. gestaltet werden können. Das bewußte Gestalten dieser Bereiche verringert die Gefahr, in vorgeformte Schienen zu rutschen, und es beinhaltet die Chance, ein neues Rollenverhalten zu praktizieren.

#### 3.1.2 Die Rollenfindung in der Partnerschaft

Die Rollenfindung des schwulen Mannes in einer Paarbeziehung gestaltet sich vor dem Hintergrund der oben beschriebenen Sozialisation in einer heterosexuell geprägten Gesellschaft, die in der Familie geschlechtsspezifische Erwartungen zeitigt, als sehr konflikthaft. Es gibt keine Rollenvorbilder, an denen sich schwule Männer hinsichtlich des Verhaltens in einer Partnerschaft orientieren könnten. Klassische polarisierte Rollenverteilungen nach dem Schema männlich/weiblich und damit verbundene Zuständigkeiten innerhalb der Paarbeziehung können nicht übernommen werden. Deshalb muß jeder Partner sowohl rational-kognitive als auch emotional-balancierende Haltungen und Verhaltensweisen in seinem Repertoire zur Verfügung haben, obwohl er gesellschaftlich geschlechtsbezogene Grundvoraussetzungen und ein entsprechendes Rollenverhalten gelernt hat. Dieser Widerspruch offenbart sich bei Männerpaaren in den besonders stark ausgeprägten Verhandlungen zu folgenden Themen:

- Autonomie versus Symbiose
- Distanz versus Nähe
- Versorgen versus Versorgtwerden
- Führen versus Geführtwerden
- aktiv versus passiv
- Geben versus Nehmen

Der Mangel an Rollenvorgaben birgt zugleich die Chance, neue Wege auszuprobieren, die eine gleichberechtigte Partnerschaft ermöglichen. Wie können in der Partnerschaft Rollen anders verteilt werden? Welche Ansprüche haben die Partner aneinander und an die Partnerschaft? Welche lassen sich in einer heterosexuell genormten Gesellschaft verwirklichen? Welches sind unüberwindbare Hindernisse, und welche Kompromisse können gefunden werden?

Als Beispiel geben wir aus dem sechsten Gespräch mit Erwin und Hans folgende Gesprächssequenz wieder:

*Hans:* Ich finde, daß Erwin ruhig ein bißchen mehr an Pflichten übernehmen könnte. Letztendlich bleibt alles an mir hängen, und er zieht sich aus der Affäre.

*Berater:* Wenn du dich das selbst so sagen hörst, woran erinnert dich das?

*Hans:* Woran sollte mich das erinnern?

*Berater:* Hast du dergleichen schon einmal in bezug auf dich gehört?

*Hans:* Ich habe früh gelernt, Pflichten zu übernehmen, nach dem Tod meines Vaters habe ich meine Mutter unterstützt.

*Berater:* Erwin, was, meinst du, würde passieren, wenn alles, was jetzt an Hans hängenbleibt, von ihm nicht mehr erledigt werden könnte?

*Erwin:* Ich glaube, Hans würde sich ganz schön nutzlos vorkommen und wüßte nicht so recht, was er machen sollte.

*Hans:* Das hört sich ja so an, als ob ich nichts mit meiner Zeit anfangen könnte. So ist es ja nun auch nicht.

*Berater:* Hans, was würdest du denn lieber in dieser Zeit unternehmen?

*Hans:* Es macht mir schon Spaß, wenn alles gut geregelt ist, und ich kann es genießen. Eigentlich kann ich erst dann mit ruhigem Gewissen meinen Interessen nachgehen.

Diese Gesprächssequenz läßt auf eine eindeutige Rollenverteilung schließen. Hans hat früh gelernt, Verantwortung zu tragen und ein ausgeprägtes Pflichtgefühl entwickelt. Dies wird ihm jedoch manchmal zuviel und hindert ihn dann, seine Interessen und Entspannung zu genießen. Erwin hinterfragte die Rollenverteilung in ihrer Partnerschaft bisher noch nicht. Durch die Fragen des Beraters wird die Möglichkeit eines Rollentauschs aufgeworfen, der den situativen Bedürfnissen der Partner Rechnung trägt.

In der darauffolgenden Sitzung berichteten beide Partner mit Stolz über ihre Gespräche. Sie hatten sich darüber unterhalten, welche Pflichten neu verteilt werden könnten. Jeder sollte für bestimmte Aufgaben zuständig sein und sich dafür verantwortlich fühlen. Hier zeigt sich, wie männliche Eigenschaften und damit verbundene Rollen auch nach längerer Paartradition vom anderen Partner übernommen werden können.

## 3.2 Definition: Was ist ein schwules Paar?

Wovon es abhängt, daß zwei Menschen sich als ein Paar definieren, ist zwar keine eindeutig schwule Problematik, findet jedoch bei ihnen aufgrund mangelnder Rollenvorgaben, gesellschaftlicher Diskriminierung und ihrer rechtlichen Situation eine deutliche Brisanz.

Gefühle, Dauer der Partnerschaft, optimale Befriedigung von Erwartungen und Bedürfnissen, Rituale oder die Wiederholung von Beziehungsmustern: was hiervon veranlaßt beide Partner, sich zueinander zu bekennen, und was läßt das nicht zu definierende Gefühl des „Sich-Liebens“ entstehen und aufrechterhalten?

Die Definition von Paaren ist bis in die heutige Zeit religiös geprägt und wird durch das Ritual der Ehe vollzogen. Das Zueinandergehören „in guten wie in schlechten Zeiten“ und „bis daß der Tod euch scheidet“ wird durch die juristische (standesamtliche) Festschreibung untermauert. Zeichen (Ringe, Namensgebung) signalisieren die Zugehörigkeit nach außen und nehmen den Partnern einen erheblichen Teil innerer Arbeit, die Partnerschaft überprüfen zu müssen, ab.

Wenn dieser Weg nicht gegangen wird oder nicht gegangen werden kann, müssen sowohl gegen- als auch gleichgeschlechtliche Paare Kriterien dafür entwickeln, wie sie sich als ein Paar erleben oder ab wann sie sich nicht mehr als solches definieren.

Wir haben häufig Paare befragt, woran sie feststellen, daß sie ein Paar sind, haben Ausbildungsteilnehmer um ihre Erklärung gebeten und mit Kollegen und Kolleginnen diskutiert. Einige, zum Teil humorvolle Definitionen, die von den Teilnehmern eines Seminars erarbeitet wurden, möchten wir an dieser Stelle wiedergeben, um die LeserInnen zur Auseinandersetzung anzuregen:

- Eine schwule Partnerschaft ist eine auf „Dauer“ angelegte ganzheitliche Lebens-, Liebes- und Intimbeziehung zwischen zwei Männern, die nicht oder ab dem 3. Grad miteinander verwandt sind.
- Eine meist sexuelle Lebensabschnittsgemeinschaft von zwei oder mehreren Partnern des männlichen Geschlechts, die sich *einander* zugehörig fühlen und gleichberechtigt sind.
- Eine dyadische Beziehung zwischen zwei schwulen Männern, die als Paar die Entscheidung getroffen haben, sich als Paar zu sehen und sich nach innen und außen abzugrenzen.

- Zwei oder mehrere homosexuelle Männer, die ihre Definition von Beziehung und ihr Bedürfnis nach Nähe und Zuneigung aufeinander abstimmen. In der Regel zeichnet sich eine stabile homosexuelle Partnerschaft durch den Wegfall jedweder sexueller Aktivität aus.
- Schwule Paarbeziehungen sind Wiederholungen von erfahrenen Mustern aus der generationsübergreifenden Entwicklungsgeschichte der einzelnen Partner, d. h., Menschen lieben nicht Menschen, sondern ihnen bekannte Beziehungsmuster, unabhängig vom Geschlecht.

In allen Definitionen taucht auf, daß sich die beiden Männer gefühlsmäßig zueinander „in Beziehung setzen". Wie sie dies tun und woraus sie eine Definition als Paar erlangen und erfahren, bleibt offen. Die Frage „Wann ist ein Paar ein Paar?" läßt sich also nicht von Außenstehenden beantworten. Dennoch wissen beide Partner für sich, ab wann sie ein Paar sind, und vor allem, daß sie eines sind. Dies mit dem zu beratenden Paar zu erinnern und damit ihre Selbstdefinition aufzuzeigen hat für das Paar nach unseren Erfahrungen einen hohen therapeutischen Gehalt. Das Paar überprüft sich und setzt sich (eventuell neu) „in Beziehung". Letztlich kann also nur das Paar selbst diese Frage beantworten, was unseres Erachtens aber zu jedem Zeitpunkt ihres Zusammenseins und damit immer wieder aufs neue geschehen kann.

## 3.3 Die gesellschaftliche Situation schwuler Paare

Gleichgeschlechtliche Partnerschaften werden noch immer nicht gesellschaftlich akzeptiert. Dies wirkt sich zwangsläufig auf die Bildung und Aufrechterhaltung dieser Beziehungen aus. Zwar sollte man diesen Aspekt nicht überbewerten, doch ist im Beratungsprozeß zu berücksichtigen, welche Lösung das Paar für dieses Phänomen gefunden hat und welche Wunschvorstellungen daneben existieren.

Die gesellschaftlichen Einstellungen gegenüber gleichgeschlechtlichen Partnerschaften bewegen sich zwischen Toleranz und Diskriminierung. Eine tatsächliche gesellschaftliche Anerkennung gibt es noch nicht. Gäbe es sie, würde sich dies im Alltag niederschlagen.

Vereinzelt können erste Entwicklungen verzeichnet werden, die auf eine allmähliche Akzeptanz hoffen lassen, z. B. die Anerkennung gleichgeschlechtlicher Partner beim Abschluß von Versicherungen. Es wäre jedoch verfrüht, bereits jetzt von Normalität zu sprechen.

Besonders deutlich wird dies, wenn man sich das aktuelle Ausmaß an Gewalt gegen schwule Männer vergegenwärtigt. Der offen auftretende Schwule, z. B. ein Hand in Hand gehendes Paar, ist ein eindeutig einschätzbares Objekt, das immer häufiger Zielscheibe angedrohter oder ausgeübter körperlicher Gewalt wird. Diskriminierung zeigt sich ebenso im rechtlichen Bereich, z. B. bei Rentenversorgung, Heirat, Adoption, Erbrecht oder bei Krankenhausaufenthalten. In letzterem Falle hat der gesunde Partner kein Recht auf Informationen über den Zustand des Partners durch den behandelnden Arzt.

Hinzu kommt, daß schwule Paare im Alltag noch immer wenig sichtbar sind und ihre gesellschaftliche Anerkennung kaum einfordern. Auch in der schwulen Subkultur gibt es keine Traditionen, die es ermöglichen würden, durch die Erfahrungen anderer schwuler Paare zu lernen. Ein schwules kollektives Selbstbewußtsein in bezug auf Paare fehlt. Sich für eine Partnerschaft oder ein Single-Leben frei zu entscheiden scheint auf gesellschaftlicher Grundlage nicht möglich zu sein. Es ist anzunehmen, daß der Mythos „Schwule leben allein" wirkt. Schwule Männer und Paare haben hierfür noch keine subkulturelle Lösungsvariante gefunden, die dann wiederum gesamtgesellschaftlich integrierbar wäre.

In der Anerkennung ihrer Partnerschaft sind schwule Paare damit im wesentlichen auf sich selbst zurückgeworfen. Unterstützende subkulturelle Subsysteme fußen hier noch nicht. Daß dies grundsätzlich möglich wäre, haben die Entwicklungen im AIDS-Bereich gezeigt. Hier gelang es in vergleichsweise kurzer Zeit, Strukturen zu schaffen, die sowohl subkulturell als auch gesamtgesellschaftlich anerkannt werden.

In der zweiten Sitzung haben wir Erwin und Hans ausführlich nach ihrer Beziehungsgestaltung befragt. Wir geben hier eine Sequenz wieder, in der die Vorbilder schwuler Lebensführung im Vordergrund standen.

*Berater:* Erwin, du hattest erzählt, wie ihr euch kennengelernt habt. Wie erging es euch dann als Paar?

*Erwin:* Die ersten Monate oder sogar Jahre waren nicht einfach, wir haben uns regelrecht zusammengerauft. Wir hatten sogar immer „Schmetterlinge im Bauch" und hätten das Bett am liebsten nicht verlassen. Doch mit dem ganzen Drumherum wußten wir nichts anzufangen.

*Berater:* Was heißt das?

*Hans:* In unserem Freundes- und Bekanntenkreis gab es keine Paare. Wenn wir weggingen, sahen wir kaum Paare und wir dachten, wir seien damit allein auf dieser Welt und sähen dann erst mal nur immer Verliebtsein. Bei dem HIV-Test war es dann anders. Wir haben uns einer Positivengruppe und später einer Partnerschaftsgruppe angeschlossen, und das hat uns geholfen.

In diesem Abschnitt sagen Erwin und Hans kurz und prägnant, daß ihnen gerade in den ersten Jahren Vorbilder fehlten und sie mit ihrem Paarleben allein waren. Erst später konnten sie unterstützenden Austausch finden.

## 3.4 Das soziale Umfeld des einzelnen und des Paares

Schwule Männer sind in einer heterosexuell orientierten und normierten Gesellschaft aufgewachsen. Sie mußten sich ihren individuellen Standpunkt und ihren Lebensraum selbst erarbeiten. Hierbei bildeten sich eine Reihe von Subsystemen, die ihren Teil der Gesellschaft und ihre „Familie" ausmachen. Diese Subsysteme lassen sich in unterstützende und blockierende differenzieren. Wie sie hinsichtlich ihres Einflusses auf die individuelle schwule Lebens- und Partnerschaftsführung einzuordnen sind, hängt nicht nur vom Bekanntheitsgrad des Schwulseins ab, sondern vielmehr von dem Ziel, das der einzelne oder das Paar mit seiner Zugehörigkeit zu dem jeweiligen Subsystem verbindet. Wissende Subsysteme können eher unterstützend wirken bzw. in diesem Sinne genutzt werden. Die wissende Nachbarschaft z. B. kann sich jedoch auch ausgesprochen blockierend auf die partnerschaftliche Entwicklung auswirken. Dies führt zu einem ständigen Abhängigkeitsgefühl und zur Abwägung des Outings.

Als Beispiel hier ein kurzer Ausschnitt aus dem dritten Gespräch mit Klaus und Burkhard, in dem es um Klaus' Vater (als Mitglied des Subsystems „Eltern“) ging, der über das Schwulsein seines Sohnes nicht informiert ist.

*Berater:* Burkhard, was denkst du, welche Vorstellungen oder Phantasien Klaus' Vater von dem Leben seines Sohnes in XY hat?

*Burkhard:* Ich weiß auch nicht. Es könnte sein, daß er meint, er arbeitet viel, müsse sich in dieser großen Stadt ganz schön durchschlagen, aber im großen und ganzen ginge es ihm recht gut.

*Berater:* Was, denkt er, trägt dazu bei, daß es Klaus gutgeht?

*Burkhard:* Daß er seine Freiheit hat und tun und lassen kann, was er will?

*Berater:* Denkst du, er hat eine Vorstellung von dem, was er tun und lassen will?

*Burkhard:* Das kann ich nicht sagen.

*Klaus:* Ich glaube, er möchte gern Genaueres wissen.

*Berater:* Wenn dein Vater daran interessiert sein könnte, was kannst du dir vorstellen, ihm zu erzählen?

*Klaus:* Es ist so schwierig, mit ihm zu sprechen, da er meist angetrunken ist und ich dann kaum Lust habe, mit ihm zu sprechen.

*Berater:* Angenommen, er würde mal nichts oder wenig getrunken haben, was denkst du, über welches Thema er gern mit dir sprechen würde?

*Klaus:* Ich denke schon, wie ich jetzt lebe und welche Zukunftspläne ich habe. Vielleicht hat er ja auch eine Ahnung, daß ich schwul bin, und fragt deshalb nicht!

*Berater:* Angenommen, du würdest ihm mehr über dein Leben und über dein Schwulsein erzählen, was glaubst du, wie er reagieren würde?

*Klaus:* Ich glaube, ich würde mich viel freier fühlen. Er würde es nicht verstehen können, und ich glaube, er würde erst mal rumschreien, so wie er es früher auch gemacht hat, wenn ihm etwas nicht paßte.

Dieser Ausschnitt verdeutlicht, welchen Einfluß die phantasierten Gedanken des Vaters auf Klaus haben. Durch die Anwendung des *zirkulären Fragens* (siehe 4.1.5) kann dieser Zusammenhang herausgearbeitet werden, der dann zu den direkt spürbaren Erwartungen führt, die an Klaus gestellt werden. Dies ist ein Beispiel aus dem familiären Umfeld. Gleiches gilt für freundschaftliche und auch entferntere Beziehungen.

Die Lebenszusammenhänge und Subsysteme, in denen schwule Männer sich bewegen, sind komplex und zahlreich. Die folgende in einem Seminar erstellte Liste vermittelt einen Eindruck von der Vielfalt der Systeme, die in der Beratung berücksichtigt werden können:

- Herkunftsfamilie
- eigene Familie/eigene Kinder (haben oder haben wollen)
- Nachbarschaft
- Ausbildung/Universität (Dozenten, Studenten)
- Beruf/Kollegen
- „Der wunderbare Waschsalon" (Supermarkt, Bäcker, Postbote)
- Kirche
- gemeinsamer Freundeskreis/eigener Freundeskreis
- Partnerschaft
- Ex-Partner
- die beste Freundin
- schwule Freunde/Paare (HIV+, HIV-, unwissend)
- schwule Bekannte
- Sub/Gay Community
- Sexkontakte/Sauna/Cruising/Klappe/heimliche Fickbeziehung
- Selbsthilfegruppen (AH, Rosa Telefon, Schwule Anonyme Alkoholiker)
- ehrenamtliche Tätigkeit
- schwulenpolitische Gruppen
- Teilnehmer von Fortbildungsveranstaltungen
- schwule Berufsverbände
- der mit typischen Krankheiten vertraute Arzt
- Therapie/spirituelle Szene
- Freizeitgruppen (Sport, Urlaub usw.) gemeinsam/getrennt
- Medien/Zeitschriften

Die Einflüsse und Meinungen dieser Subsysteme wie auch die gewünschte oder tatsächliche Zugehörigkeit zu ihnen beeinflussen nachhaltig die Paargestaltung und spiegeln sich dort wider. Ein Dilemma entsteht dann, wenn die Meinungen und Zugehörigkeitsrituale dieser Subsysteme im Widerspruch zur Partnerschaftsgestaltung stehen. Sie können aber ebenso zur Weiterentwicklung, zum Ausgleich oder zur individuellen Stärkung des Paares führen. Ihre Vielzahl bedarf einer Prioritätensetzung, die nach unseren klinischen Erfahrungen mit gleichgeschlechtlichen Paaren immer zu Spannungen in der Partnerschaft führt.

Die Berücksichtigung der wissenden und (noch) nicht wissenden Subsysteme macht einen wesentlichen Teil der Beratung aus und unterscheidet die Beratung schwuler Paare von der gegengeschlechtlicher Paare.

## 3.5 Das Phasenmodell schwuler Paare

Für die psychotherapeutische Arbeit mit Paaren hat sich das Lebenszyklus-Modell[8] als hilfreich erwiesen (Carter u. McGoldrick 1980). Der Lebenszyklus bestimmt im Wesentlichen Aufgaben und Krisenmomente der Partnerschaft. Außerdem hat sich das Phasenmodell mit den Entwicklungsstufen schwuler Paare, wie sie von McWhirter und Mattison (1986) beschrieben werden, in unserem Beratungsalltag bewährt.

Die folgende Zeichnung stellt im äußeren Kreis den Lebenszyklus eines gegengeschlechtlichen Paares, im Innenkreis das

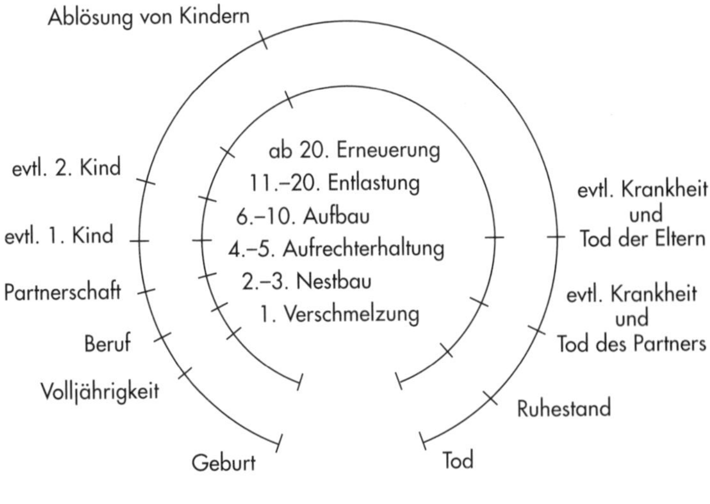


Abb. 2: Phasenmodell

Phasenmodell eines gleichgeschlechtlichen Paares dar. Die einzelnen Phasen werden im folgenden Text ausführlich beschrieben.

### Erste Stufe: Verschmelzung
(erstes Jahr)

*Ineinander aufgehen*
Die Gegensätze und Gemeinsamkeiten der Partner verschmelzen. Beide empfinden sich als eins. Viele Ähnlichkeiten werden entdeckt, Gegensätze als Bereicherung empfunden, Unstimmigkeiten bagatellisiert, Konflikte vermieden. Hohe Kompromißbereitschaft, hohe Zufriedenheit, Harmonie, Glück.

*Schwärmerische Verliebtheit*
Aufdringliche Gedanken und Gefühle gegenüber der begehrten Person mit dem heftigen Verlangen, daß diese erwidert werden. Hochstimmung („wie auf Wolken schweben"). Andere Interessen werden in den Hintergrund gedrängt. Betonung der positiven Eigenschaften des Partners.

*Ausbalancieren der Beziehung*
Beide Partner möchten gleichberechtigt zur Partnerschaft beitragen (sie teilen z. B. die Kosten, bringen sich ergänzende Eigenschaften ein) bei gleichzeitiger Wahrung der Selbständigkeit.

*Starke sexuelle Aktivität*
Hohe Intensität und Triebhaftigkeit, verbunden mit dem Wunsch nach körperlicher und geistiger Vereinigung. Meist sexuelle Treue, selbst wenn andere Konzepte bestehen.

*Mögliche Probleme in dieser Stufe*
Das Ende des ersten Jahres ist einer der gängigsten Zeitpunkte, um eine Trennung in Erwägung zu ziehen, da die abklingende Verliebtheit als Ende jeder Liebe gedeutet wird. Hierbei spielt auch die Abnahme der sexuellen Attraktivität und Anziehungskraft des Partners eine wichtige Rolle.

Probleme können entstehen, wenn Gleichberechtigung nicht hergestellt oder empfunden werden kann. So kann eine Komplementarität (z. B. Sorgen und Umsorgtwerden) als negativ hervorgehoben werden („Warum muß immer ich ... “).

Ist starke sexuelle Aktivität nicht möglich, muß der Vereinigungsprozeß durch andere Verhaltensweisen unterstützt werden.

### Zweite Stufe: Nestbau

(zweites und drittes Jahr)

*Zusammenziehen*

Aufbau eines gemeinsamen Zuhauses, auch als offenes Bekenntnis zur Zusammengehörigkeit. Durch Rituale, z. B. Einladen von Freunden oder Familienangehörigen, wird das Zuhause präsentiert.

*Sich aufeinander einstellen*

Der „Nestbau“ unterstreicht die Unterschiede und läßt die Gemeinsamkeiten zurücktreten. Kompromißbereitschaft ist erforderlich, und die unterschiedlichen Beiträge, die jeder Partner zur Beziehung leistet, werden deutlich gesehen.

*Abflauen der Verliebtheit*

Überstrapazierte romantische Gefühle gehen in Aufmerksamkeit und Fürsorge füreinander über. Alltägliche Sorgen treten wieder mehr in den Vordergrund, die Partner sehen die Eigenschaften des anderen realistischer, es treten Gewohnheitsphänomene auf. Gleichzeitig wird die gemeinsame sexuelle Aktivität reduziert.

*Zweischneidige Gefühle*

Das gleichermaßen Anziehende und Abstoßende an einer Partnerschaft verschafft sich hier Ausdruck (emotionale Ambivalenz). Der Übereinstimmung stehen immer häufiger Meinungsverschiedenheiten gegenüber. Es wird schwerer, Einigung zu erzielen, gleichzeitig wird es als befriedigend erlebt, wenn dies gelingt.

In dieser Stufe wird besonders häufig Eifersucht erlebt. Individuelle Wünsche und Kontakte treten wieder in den Vordergrund und können als Konkurrenz bedrohlich erlebt werden.

Wird eine „Inventur der Gemeinsamkeiten“ vorgenommen, kann festgestellt werden, daß die Summe mehr ist, als jeder einzelne zu bieten hätte.

*Mögliche Probleme in dieser Stufe*

Unterschiedliche Vorstellungen (z. B. bei der Einrichtung der gemeinsamen Wohnung) werden als grundsätzliche Meinungsverschiedenheit empfunden, wodurch das Finden eines Kompromisses erschwert wird. Kompromißlosigkeit, der Wunsch, den Partner ändern zu wollen, mangelnde Akzeptanz der Unterschiede verhindern die Festigung der Beziehung.

Das Abflauen der Verliebtheit beginnt oft erst bei einem Partner. Dieses Phänomen kann als Ende des Beziehungswunsches fehlgedeutet werden, besonders wenn die Abnahme der sexuellen Aktivität als nachlassende Liebe, Ablehnung und Verlust interpretiert wird.

### Dritte Stufe: Aufrechterhaltung der Partnerschaft

(viertes und fünftes Jahr)

*Wiederauftreten individueller Eigenarten*

Stand bisher die Beziehung im Mittelpunkt, wird jetzt das Wiedererscheinen jedes Partners als Individuum zur Voraussetzung für das Fortdauern der Partnerschaft. Das beiderseitige Vertrauen in die Beziehung fördert das Hervortreten individueller Züge, Gewohnheiten und Eigenarten. Um einen Stillstand zu verhindern, braucht die Beziehung sogar die Eigenheit eines jeden Partners.

*Risikobereitschaft*

Mit der Individualisierung nimmt auch die Bereitschaft zu, solche Aspekte aufzugreifen, die möglicherweise die Beziehung gefährden. Hierzu können neue sexuelle Beziehungen gehören, aber auch das Einfordern von mehr Zeit für sich, das Hinterfragen der Beziehung, das Formulieren von Unzufriedenheit. Die Früchte der Risikobereitschaft sind Selbsterkenntnis, Erkenntnis des anderen und der gemeinsamen Beziehung, in die auch andere Personen, z. B. die Familie, „eingeweiht“ werden können.

*Austragen von Konflikten*

Das Äußern negativer Gefühle wird zu einer wichtigen Komponente im persönlichen Wachstum und in der Aufrechterhaltung der

Partnerschaft. Die Partner erkennen die Notwendigkeit, Konflikte wahrzunehmen und anzusprechen und gewisse Taktiken im Umgang mit diesen zu entwickeln (z. B. Kompromisse finden, klare Aufgabenteilung, Scheingefechte im Beisein Dritter).

*Begründung von Traditionen*
Es gibt Gewohnheiten, die der einzelne Partner in die Beziehung einbringt, und solche, die das Paar gemeinsam entwickelt. Sitten und Gebräuche aus den ersten Jahren werden zu sichtbaren Meilensteinen in der Geschichte des Paares und sind das äußere Kennzeichen einer ganz besonderen Partnerschaft. Traditionen werden ein wichtiger, stabilisierender Ausgleich zu der Unsicherheit, die sich mit dem Wiedererscheinen individueller Züge und der Risikobereitschaft einstellt.

*Mögliche Probleme in dieser Stufe*
Das Wiedererscheinen der Individualität kann zu der Angst führen, sich auseinanderzuleben.

Die Wiederkehr anderweitiger sexueller Interessen kann Verlustängste erzeugen und das Gefühl, im Stich gelassen zu werden.

**Vierte Stufe: Aufbau**
(sechstes bis zehntes Jahr)

*Zusammenarbeit*
Die gewonnene Vertrautheit und die sich entwickelnde gegenseitige Ergänzung führt zu einer selbstverständlichen gemeinschaftlichen Arbeit, z. B. in Form von Aufgabenverteilung je nach Fähigkeiten und Interessen. Zusammenarbeit heißt auch, daß ein Partner den anderen unterstützt, seine Ziele zu erreichen.

*Steigende Produktivität*
Die Partner ermuntern sich zu individueller Leistung. In dieser Phase findet man häufig Karriereveränderungen und berufliche Fortschritte. Die Partnerschaft erfordert weniger Energie. Die dadurch freigesetzten Ressourcen sind nun für andere Vorhaben verfügbar, die den Stellenwert eines Kindes bekommen können.

*Sicherung der eigenen Selbständigkeit*

Eigene Vorstellungen und Pläne werden selbständiger umgesetzt. Der Partner wird nicht mehr bei allen Entscheidungen um Rat gefragt. Dies ermöglicht Erfahrungen, die jeder als neue Anstöße in die Beziehung einbringt.

*Verläßlichkeit des Partners*

Sich auf den Partner verlassen zu können ermöglicht dem anderen, neue Wege einzuschlagen, sich z. B. beruflich zu verändern.

*Mögliche Probleme in dieser Stufe*

Das Paar orientiert sich mehr nach außen und kann darüber den Blick auf Veränderungen in der Paarbeziehung verlieren. Das Reibungslose kann zur Bedrohung werden. Die Beziehung muß auch weiterhin gepflegt werden. Die Aufgabenteilung darf ebensowenig zur Selbstverständlichkeit werden, wie sich auf den Partners zu verlassen, so daß dessen mögliche Entwicklung oder sein entsprechender Wunsch außer acht gerät.

Mit zunehmendem Einklang kann das sexuelle Interesse geschwächt werden, d. h., bei hoher geistiger Korrespondenz und Harmonie kann der erotische Reiz verlorengehen.

Die Gefahr der Trennung besteht, wenn ein Partner diese Entwicklung langsamer vollzieht und die Individuationstendenzen des anderen als Bedrohung der Partnerschaft oder als Liebesverlust interpretiert.

## Fünfte Stufe: Entlastung

(elftes bis zwanzigstes Jahr)

*Vertrauen*

Der Liebespartner, Liebhaber, Freund wird nun Lebenspartner. Die Partner beschreiben ein tiefes Gefühl von Vertrauen, negative Eigenschaften werden als typische Eigenheiten akzeptierend angenommen („So war er schon, als ich ihn kennenlernte").

*Geld- und Gütergemeinschaft*

Hab und Gut zu teilen wird erst jetzt zum Zeichen gegenseitiger Auslieferung bzw. Hingabe an die Partnerschaft. Vermögen wird zusammengelegt. Dies bedeutet Verzicht auf das letzte Symbol männlicher Unabhängigkeit, steht doch gerade Geld für Freiheit und die Fähigkeit, für sich selbst sorgen zu können.

Spätestens jetzt wird ein Testament gemacht, um dem Lebensgefährten den rechtskräftigen Schutz zu geben.

*Beklemmung*

Dieselben Faktoren, welche die Beziehung festigen, scheinen sie gegen Ende des fünften Stadiums auch weniger geräumig zu machen. Oft fällt in diese Zeit die Midlife-Krise, eine Phase, in der grundsätzlich überdacht wird, ob man so, wie man jetzt lebt, weiterleben will.

*Einander für selbstverständlich nehmen*

Die Sicherheit, die ein Paar in einer langen, dauerhaften Beziehung empfindet, fördert ein gewisses Maß an Vernachlässigung. Partner vermissen die früher typischen Verhaltensweisen, z. B. Komplimente, zärtliche Rituale, Aufmerksamkeiten.

*Mögliche Probleme in dieser Stufe*

In der Selbstverständlichkeit, mit der sich Partner in dieser Phase begegnen, liegt die Gefahr, sich Anerkennung und Wertschätzung von außen zu holen. Nicht selten wird dies durch Verliebtheit in einen anderen Mann sichergestellt.

Viele Paare berichten von einer Abnahme ihrer sexuellen Interessen. Bei einem gleichzeitigen Mangel an Bestätigung wird dies meist als Mißstand bewertet. Paare äußern auch, daß sie sich damit zufrieden geben, daß sie versuchen, neue erotische Impulse zu setzen, oder daß sie ihr sexuelles Interesse in Außenbeziehungen befriedigen.

### Sechste Stufe: Erneuerung

(zwanzig Jahre und mehr)

*Gemeinsame Sicherheit*

Die Paare betrachten ihre Partnerschaft als etwas Dauerhaftes. Durch finanzielle Aktionen wird für eine sichere Zukunft als Paar gesorgt: viele verfügen über Grundbesitz, Kapitalanlagen usw.

*Perspektivenwechsel*

Mit der Dauer der Partnerschaft geht das Älterwerden der Partner einher. Themen wie Attraktivität, Altwerden, Gesundheit, Angst vor dem Tod rücken mehr in den Vordergrund. Das Paar lebt mit der Perspektive, daß die gemeinsame Zeit nur noch begrenzt ist.

*Erneuerung der Partnerschaft*

Das Paar sucht neue Inhalte, die es wieder zusammenführen und die dem Alltag etwas entgegensetzen.

*Gemeinsame Erinnerungen*

Das Paar verbindet eine Fülle gemeinsamer Erinnerungen. Diese werden gerne erzählt, so daß auch Kontakt zu Jüngeren gesucht wird, an die Erfahrungen und Weisheiten weitergegeben werden können.

*Mögliche Probleme in dieser Stufe*

Die Wahrnehmung jedes Partners scheint sich wieder mehr auf sich selbst zu richten, z. B. aufgrund gesundheitlicher Veränderungen. Gleichzeitig erhöht sich die Abhängigkeit voneinander. Dies muß als natürlich angesehen werden.

## 3.6 Die fehlenden Bindungsrituale schwuler Paare

Wie in einzelnen Phasen des dargestellten Modells beschrieben, erfolgt die interne und externe Anerkennung einer Paarbindung auch über nach außen gerichtete Bindungsrituale. Gleichgeschlechtlichen Partnerschaften fehlen gesellschaftlich institutionalisierte Rituale, durch welche die Partnerschaft anerkannt und gewürdigt wird. Das Bekenntnis zueinander führt häufig zu Problemen mit Außenstehenden, da ein äußeres Coming-out unumgänglich ist. Selbst wenn nur einer der Partner noch nicht an dem Entwicklungspunkt ist, dies in sein Leben sinnvoll integrieren zu können, wird dadurch die gegenseitige Bedürfnisbefriedigung phasenweise eingeschränkt und der Schritt hin zur Trennung schnell getan. Wir wollen damit keineswegs behaupten, daß Rituale für die Aufrechterhaltung einer Partnerschaft bürgen. Vielmehr geht es uns um die würdigende Anerkennung der Paarbindung. Eine in unserer Praxis am häufigsten auftretende Fragestellung ist die oft verzweifelte Suche des schwulen Paares nach einer Bindung oder Bindungsmöglichkeit. Rituale und gesellschaftliche Normen erleichtern den Anfang einer Beziehung durch eine offensichtliche Bindungsmöglichkeit.

In einem Seminar haben wir die Teilnehmer gebeten, Bindungsrituale für schwule Paare zu benennen. Dabei sind bewährte und gewünschte Rituale gleichermaßen vertreten:

- Schmuck, Ringe
- Partnerschaftsvertrag
- am Jahrestag gemeinsam Essen gehen
- bekanntgeben/feiern
- Jahrestag bekanntgeben/feiern
- Kleidung gemeinsam tragen
- Jahresabo für die Oper
- in gemeinsame Wohnung ziehen
- Verwandtschaftsbesuche, z. B. an Festtagen/Weihnachten mit zu den Eltern gehen
- gemeinsamer HIV-Antikörpertest
- Unsafe Sex, z. B. Samenschlucken
- dem Partner Blumen mitbringen

Solche Möglichkeiten müssen bei schwulen Paaren neu erdacht und geschaffen werden, wobei immer mit Sanktionen aus dem gesellschaftlichen Umfeld und aus der schwulen Subkultur gerechnet werden muß, da derartige Rituale von vielen Schwulen negativ bewertet werden. Andererseits ist es erstaunlich, welche neuen Bindungszeichen gefunden werden.

Bei Erwin und Hans waren folgende Bindungsrituale offensichtlich (die Reihenfolge drückt keine Gewichtung aus):

- Freundschaftsringe
- gemeinsame Wohnung
- gemeinsamer HIV-Antikörpertest
- Stil, z. B. Angleichung ihres Kleidungsstils

## 3.7 Die Tendenz von (schwulen) Paaren zur Triade

Der Systemtherapie zugehörig ist ein triadischer Denkansatz, nach dem Vollständigkeit erst durch die Einheit „Drei" erreicht ist. Demnach ist eine selbstbezogene Paarkonstellation nicht ausreichend und damit instabil.

„So teilen wir den Tag in morgens, mittags, abends ein, nehmen den Raum dreidimensional mit Höhe, Länge und Breite wahr, klopfen dreimal auf Holz, um Unheil abzuwenden, lassen die Geburtstagskinder dreimal ‚hochleben' und lassen den Straßenverkehr durch eine dreiphasige Ampel regeln. Wir haben drei Grundfarben, Rot, Blau und Gelb, aus denen wir alle anderen Farben mischen können. In der Musik finden wir die Entsprechung im Dreiklang (...). Das führt uns dazu, daß alle existierenden Dinge einen Anfang, eine Mitte und ein Ende haben. Dementsprechend, je nachdem, wo wir uns in diesem Kontinuum befinden, teilen wir die Zeit in Vergangenheit, Gegenwart und Zukunft ein. Unsere menschliche Existenz wird von der Trias Geburt, Leben und Tod bestimmt." (Enderes und Schimmel 1985, zitiert in Lenz u. a. 1995)

Als Kind zweier Eltern ist unsere Ursprungskonstellation eine triadische, die sich in den weiteren Beziehungen fortsetzt. Daraus folgt, daß zwei Menschen zwar optimal aufeinander bezogen sein können, jedoch ein drittes Element benötigen, um diese Bezogenheit aufrechterhalten zu können. Wenn wir zu zweit sind, brauchen wir z. B. ein Gesprächsthema, eine gemeinsame Tätigkeit oder eine verbindende Aufgabe.

In heterosexuellen Beziehungen nimmt – in einer dem Lebenszyklus entsprechenden Partnerschaftsphase – meist ein Kind (oder der Kinderwunsch) diese Rolle ein. Häufig ist dies ein Zeitpunkt, zu dem das Paar einen Partnerschaftsplan entwickelt und eine gewisse Etablierung erfahren hat und diese Themen den Platz des Dritten nicht mehr ausreichend füllen. Heterosexuelle Paare gehen häufig bewährte und sinnstiftende Wege, d. h., sie entscheiden sich in der Regel für ein gemeinsames Kind.

Es gibt auch schwule Paare mit einem ausgeprägten Kinderwunsch. Die Möglichkeit, diesen etwa durch Adoption oder die Übernahme eines Pflegekindes zu erfüllen, haben schwule Paare in Deutschland allerdings noch nicht. Häufig wird trotz aller Unwegsamkeiten versucht, den Platz des Dritten durch ein Kind zu beset-

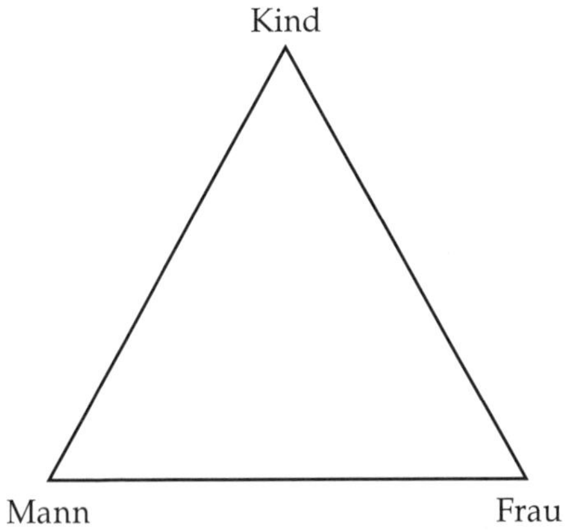


zen. Allein der Wunsch und die mit seiner Realisierung auftretenden Schwierigkeiten sind in den meisten Fällen bereits als Drittes einzustufen. Die Versuche reichen von der Suche nach einer Frau, die ihnen ein Kind austrägt, über Adoption (nur in den seltensten Fällen möglich) bis hin zur Pflegeelternschaft. Die Möglichkeiten sind jedoch begrenzt und bedürfen einer enormen bürokratischen Anstrengung, so daß die Elternschaft selbst dahinter fast verblaßt.

Schwule Paare haben das vage Gefühl der Unvollständigkeit. Sie fürchten, sich nicht mehr zu genügen, und begeben sich häufig unbewußt auf die Suche nach dem Bindenden. Dies ist ein Zeitpunkt, an dem viele gleichgeschlechtliche Beziehungen scheitern, was häufig als Beziehungsunfähigkeit fehlgedeutet wird.

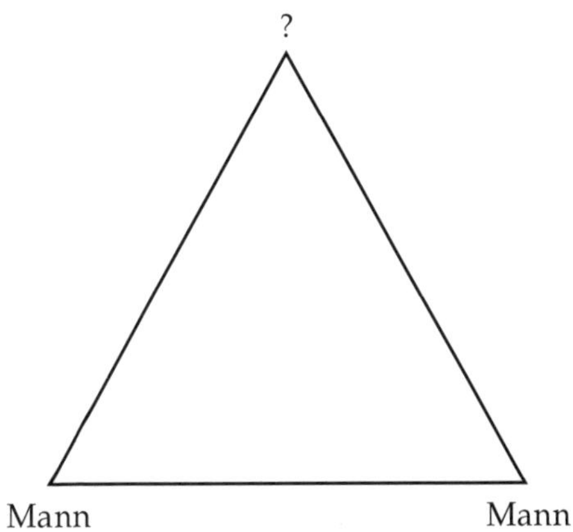

Betrachtet man schwule Paare unter diesem Blickwinkel, ist es interessant, welch kreative Lösungsmöglichkeiten sie oft finden. Dies kann als Experimentieren jenseits des traditionellen Familiensystems gesehen werden.

Wir können nur einen kleinen Ausschnitt dessen darstellen, was alles „das Dritte" sein kann, und möchten die Leserinnen und Leser anregen, Paare unter diesem Aspekt zu beobachten.

- Probleme
- Haustiere
- Hobbys
- gemeinsame Projekte
- Außenbeziehungen
- Wohnung/Haus
- Wochenendhaus
- Fernreisen
- berufliche Entwicklungen
- politische Aktivitäten
- Krankheiten, HIV und AIDS
- berufliche Selbständigkeiten
- Lebensstil-Inszenierungen
- Opfer-/Kämpferrollen
- luxuriöse Aktivitäten
- Alkohol

## 3.8 Die Bedeutung von HIV und AIDS für schwule Paare

In diesem Abschnitt betrachten wir nur die problemorientierten Auswirkungen von HIV und AIDS auf Partnerschaften und stützen uns dabei auf unsere Beobachtungen und Erkenntnisse aus dem Beratungsalltag. Die uns aufsuchenden Paare haben im Laufe des Beratungsprozesses Bewältigungsstrategien gefunden, von denen die häufigsten folgende waren:

- bewußter Umgang mit der Begrenztheit des Lebens und deren Akzeptanz
- Setzen kurzfristiger Ziele
- verstärktes Leben im Hier und Jetzt

- Erfüllung langersehnter Wünsche
- stärkeres Verantwortungsgefühl füreinander
- beschleunigte Reifung

Schwule Männer sind (wieder) gezwungen, sich mit ihrer Sexualität zu beschäftigen. Themen sind z. B. Einschränkung, das Erlernen von und der Umgang mit Safer Sex.

In vielen Bereichen ist ein neues subkulturelles kollektives Zugehörigkeits- und Identitätsgefüge entstanden, das sowohl bei einzelnen als auch bei Paaren den Mut zu partnerschaftlichen Paarbeziehungen stärkt.

Die Auswirkungen von HIV und AIDS auf Paarbildung und Aufrechterhaltung der Partnerschaft wurden lange Zeit in der Diskussion um AIDS- und HIV-Prävention vernachlässigt. Aspekte wie „sequentielle Monogamie" oder „Risikofaktor Liebe" erlangten erst in den letzten Jahren Bedeutung und werden seither in Präventionskampagnen und im Beratungsalltag berücksichtigt. Die Grundidee vorheriger Konzepte war, an Nichtbetroffene, Betroffene und Angehörige jeweils getrennt heranzugehen. Dabei blieb der Einfluß von HIV und AIDS auf Partnerschaften und deren Dynamik weitestgehend unberücksichtigt. Darauf bezogene Beratungskonzepte für schwule Paare fehlen.

Welchen Einfluß die Infektionsgefahr oder eine bereits bestehende Infektion auf die Partnerschaftsgestaltung hat, ist erst in Ansätzen wissenschaftlich erforscht (Dannecker 1994; Bochow 1993). Auch wenn kaum Forschungsergebnisse vorliegen, ist der Einfluß von HIV und AIDS auf Paare offensichtlich. Um diese Einflüsse differenziert beschreiben zu können, teilen wir schwule Paare in Gruppen ein. Dabei legen wir Paarkonstellationen zugrunde, mit denen wir umfangreiche Erfahrungen haben. Andere mögliche Konstellationen bleiben daher unerwähnt.

1) Sich bildende Paare
1a) beide unwissend in bezug auf ihren Serostatus
1b) HIV-diskordant[9]
1c) HIV-positiv-konkordant[10]
2) Bestehende Paare
2a) beide unwissend in bezug auf ihren Serostatus
2b) HIV-negativ-konkordant

2c) HIV-diskordant
2d) HIV-positiv-konkordant

Die von uns beobachteten Umgehensweisen mit der HIV-Infektion sind abhängig von der Phase, in der sich das Paar aktuell befindet (siehe 3.5). Außerdem muß berücksichtigt werden, zu welchem Zeitpunkt das Testergebnis bekannt wird, da dies in den verschiedenen Abschnitten der Partnerschaft unterschiedliche Auswirkungen haben kann.

**Sich bildende Paare**

*Zu 1a: beide unwissend*

Übergeordnete Themen dieser Paarkonstellation: Verantwortung, Abhängigkeit, Unsicherheit

In dieser Konstellation spielt das Thema Verantwortung eine große Rolle. Paare kommen in Konflikt, wenn die Kondombenutzung an sich indiskutabel ist, gleichzeitig aber der Wunsch spürbar wird, in dieser neuen, intensiven und vertrauensvoll-idealisierten Beziehung ungeschützten Sex zu praktizieren. Dieser idealistische Wunsch nach Verschmelzung ist ein charakteristisches Merkmal dieser Phase. Ähnlich wie bei der Empfängnisverhütung beim heterosexuellen Verkehr steht auch hier der Kondomgebrauch oft im Widerspruch zum irrationalen, euphorisierenden Empfinden der Verliebtheit. Daher wird häufig der gemeinsame Test in Erwägung gezogen, aufgrund der Verschmelzungsphantasien werden seine Konsequenzen jedoch nicht ausreichend berücksichtigt. Hier macht sich bemerkbar, daß ein „junges" Paar noch über keine gemeinsame Erfahrung mit Auseinandersetzungen oder gar mit Krisenbewältigung verfügt. Deshalb ist nachvollziehbar, welche Freude und Unbeschwertheit ein gemeinsames negatives Testergebnis bewirkt, aber auch, in welche Krisenzustände dieses Paar stürzen kann, falls einer der Partner ein positives Ergebnis erhält.

*Zu 1b: HIV-diskordant*

Übergeordnete Themen dieser Paarkonstellation: Ungleichgewicht, Polarisierungen, gehemmte Sexualität

Die Bildung dieser Konstellation ist davon abhängig, inwieweit beim positiven Partner der Umgang mit seinem Positivsein integraler Bestandteil seiner Persönlichkeit und Sexualität geworden ist und inwieweit der negative Partner über Erfahrungen mit dem Positivsein und mit Sex mit Positiven verfügt. Gehemmte Sexualität ist häufig Ausdruck dieser Beziehungskonstellation. Die HIV-Diskordanz ist ein partnerschaftsbestimmendes Thema, das jedoch oftmals durch Verschiebung in andere Bereiche in Form von Polarisierungen sichtbar wird. Durch die Festschreibung ist die Flexibilität und Ungehemmtheit des Paares im Ausprobieren ihrer Paarkonstellation eingeschränkt. Häufig auftretende Polarisierungen sind:

stark – schwach
versorgend – versorgt werdend
wissend – unwissend
frei – unfrei

Diese Pole sind nicht an den Serostatus gekoppelt, sondern variieren je nach Persönlichkeitstypus frei.

*Zu 1c: HIV-positiv-konkordant*
Übergeordnete Themen dieser Paarkonstellation: Zugehörigkeit, Freiheit, Zusammenhalt

Die HIV-Konkordanz wird als erleichternd für die Paarbildung erlebt. Sie schafft eine zeitliche Dimension der Verbundenheit und stärkt das Zugehörigkeitsgefühl zu dem imaginären Subsystem der Positiven. Die Sexualität kann freier und weniger angstbesetzt gelebt werden.

Für das Paargeschehen haben diese Umstände stabilisierende Wirkung, und das gemeinsame Schicksal schafft eine Verbindung, die unterstützend ist. Häufig hält diese Konstellation langfristig.

**Bestehende Paare**

*Zu 2a: beide unwissend*
Übergeordnete Themen dieser Paarkonstellation: Sicherheit, Idealisierung, Flexibilität der Regeln

Ein ständiges Thema dieser Konstellation ist – vor allem, wenn es sexuelle Außenkontakte gibt – der HIV-Antikörpertest. Steht auf der einen Seite der Wunsch nach ungeschütztem Sex, so beobachten wir andererseits die Angst vor dem Testergebnis. Ein positives Testergebnis ist mit der Angst verbunden, dann der Gruppe der Positiven anzugehören; es würde damit die bisherige Beziehungsplanung bedrohen. Die Unwissenheit hinsichtlich des Serostatus hält die Illusion aufrecht, negativ zu sein, wodurch eine Art Exklusivität empfunden wird. Damit meinen wir die Idealisierung der Partnerschaft aufgrund des negativen Serostatus und die Zugehörigkeit zu bestimmten subkulturellen Gruppen. Eine Auseinandersetzung mit dem Thema HIV erscheint dem Paar als nicht notwendig.

Wenn neue Bedürfnisse – etwa nach sexuellen Außenkontakten – entstehen, muß das Paar, um sich vor HIV zu schützen, seine Regeln entsprechend anpassen.

*Zu 2b: HIV-negativ-konkordant*

Übergeordnete Themen dieser Paarkonstellation: Abgrenzung, starre Regeln, Dankbarkeit

Wie bei der obigen Konstellation kann auch hier der Test zentrales Thema sein. Er dient jedoch eher dazu, den negativen Serostatus zu bestätigen und damit die getroffenen Schutzregeln zu bekräftigen. Die Exklusivität wird hier noch stärker empfunden und kann um so mehr zur Abgrenzung des Paares nach außen eingesetzt werden. Um diese Position nicht zu gefährden, besteht die Neigung, die Regeln zum Schutz des Paares extrem zu formulieren oder sie im Hinblick auf neu auftretende Bedürfnisse unflexibel zu handhaben. Es kommt seltener zu sexuellen Außenkontakten. Werden sie gesucht, so sind häufiger massive Auseinandersetzungen und Schuldgefühle zu beobachten.

Wir erleben bei diesen Paaren oft ein Gefühl der Erleichterung und der Dankbarkeit gegenüber dem Schicksal, einen Partner mit gleichem Serostatus gefunden zu haben und trotz unsicherer Bedingungen HIV-negativ zu sein.

*Zu 2c: HIV-diskordant*

Übergeordnete Themen dieser Paarkonstellation: Schuldzuschreibung, unterschiedliche Lebensperspektive, Depression der Beziehung

Besteht die Diskordanz bereits seit Kennenlernen der Partner, steht vor allem die unterschiedliche Lebensperspektive im Vordergrund. Für beide ist häufig die Frage, ob sie sich auf eine Partnerschaft von möglicherweise unfreiwillig begrenzter Dauer einlassen können und wollen, da sich nicht alle Zukunftsphantasien verwirklichen lassen.

Die Abhängigkeit vom persönlichen Entwicklungsstand der Partner zeigt sich u. a. in der Frage, ob ein Partner die Pflege des anderen übernehmen kann, da diese meist dem eigenen Lebenszyklus widerspricht.

Häufig zieht sich der erkrankte Partner zurück und schränkt seine sexuelle Aktivität ein. Eine spürbare Wut wird nach außen, möglicherweise auch gegen den Partner gerichtet. Tritt beim gesunden Partner ein Trennungswunsch auf, wird dieser durch die Krankheit und Gefühle der Verpflichtung, Scham und Schuld eher zurückgehalten.

Entsteht die Diskordanz während der Partnerschaft, sind häufig massive Auswirkungen zu beobachten: Schuldgefühle und Schuldzuweisungen werden – meist verdeckt – zum Paarthema und bleiben unabhängig von den gesetzten Regeln (z. B. erlaubte Außenkontakte).

*Zu 2d: HIV-positiv-konkordant*

Übergeordnete Themen dieser Paarkonstellation: Abgrenzung, Abhängigkeit, eingeschränkte Zukunftsperspektive

In dieser Konstellation entstehen psychische Belastungsfaktoren durch eine schwerer zu vollziehende Abgrenzung voneinander. Erkrankt einer der Partner an einer Infektion, interpretiert dies der andere Partner häufig als Spiegel seiner selbst. Zukunftsphantasien und Ängste werden aktiviert, und die psychisch unterstützende Haltung ist extrem höher als bei HIV-diskordanten Paaren. Als Bewältigungsmöglichkeit tritt häufiger eifriger Aktivismus statt depressiver Zustände hervor. Der Energieaufwand und die Anstrengung ist immer deutlich spürbar.

Erkrankung erzwingt das Aufgeben einer bisher erfolgreichen Rollenverteilung. Die Auswirkungen zeigen sich am deutlichsten in der Verbindung von Versorgen/Versorgtwerden. Erkrankt der bisherige Versorger, muß er den Verlust dieser Rolle bewältigen, während sein Partner eine ihm ungewohnte Funktion übernehmen muß. Im Alltag oft jahrelang praktizierte Gewohnheiten müssen sich damit umkehren. Zudem wird der sich bisher frei fühlende Mensch durch die Krankheit in eine Lage gebracht, die ihn zwingt, seine Rolle als unabhängiger Mann einzuschränken.

## Zusammenfassung

Wir konnten in unserer Beratungspraxis feststellen, daß die in diesem Kapitel erläuterten Aspekte, die von den gesellschaftlichen Bedingungen des einzelnen schwulen Mannes über die Beziehungsphasen von Männerpaaren bis hin zur Bedeutung von HIV und AIDS für das Männerpaar reichen, wesentlich für die Entwicklung gleichgeschlechtlicher Partnerschaften sind. Ein gleichgeschlechtliches Paar unterscheidet sich durch ebendiese Aspekte vom gegengeschlechtlichen Paar und findet zugleich eine Vielfalt von Wachstumsmöglichkeiten vor, da normative Gedanken und Haltungen von ihm stärker in Frage gestellt werden können oder ganz fehlen. Hieraus ergibt sich für den Berater, daß er ein Wissen über die Lebens- und Entwicklungsumstände schwuler Paare haben muß. Auf dieser Grundlage kann er die im folgenden Kapitel vorgestellten Formen systemischer Interventionen angleichen und anwenden.

## 4. Systemische Beratung schwuler Paare

Zum Verständnis der Paarproblematik und zur Auswahl der systemischen Interventionen berücksichtigt der Berater das Gesamtsystem, in dem das schwule Paar lebt. Die aktuelle Form der Beziehungsgestaltung mitsamt den Symptomen ergibt erst dann einen Sinn, wenn wir uns vergegenwärtigen, in welchen Gesamtzusammenhang das Paar eingebunden ist und wie seine Versuche der Problemlösung aussehen.

Bei schwulen Paaren heißt dies, sowohl ihre Lösungsversuche für ihre spezifischen schwulen Themenstellungen innerhalb der Partnerschaft (z.B. Coming-out, normenentfernte Lebensführung, sinnstiftende Beziehungsgestaltung) anzuerkennen und zu würdigen als auch nach adäquaten neuen Lösungs- und Veränderungsansätzen zu suchen. Das schwule Paar befindet sich in einem zeitübergreifenden Dilemma des ständigen Vergleichs. Es begutachtet seine Lösungen für Paarthemen mit deren immanenten Widersprüchen und Schwierigkeiten und vergleicht diese oft mit den altbekannten Lösungsversuchen der heterosexuellen Gesellschaft (die ebensolche Widersprüche und Schwierigkeiten in sich tragen – eine Falle, in die auch ein heterosexueller Berater geraten kann!). Um einen neuen Ansatz zu finden, kann es hilfreicher sein, einen Vergleich mit den Lösungen anderer schwuler Paare und deren Erfahrungsschatz vorzunehmen. Da aber der alte Lösungsversuch meist ebenso viele Erfolge wie Niederlagen erbracht hat, ist es immer wieder notwendig, die gesamte Lebenssituation und die gesellschaftliche Stellung des betreffenden schwulen Paares zu relativieren.

In die Beratung kommt ein Paar in der Regel dann, wenn das alte System nicht mehr funktioniert oder wenn es mit der Lösung der wahrgenommenen Probleme derart unzufrieden ist, daß ein Leidensdruck entsteht oder ein Subsystem auf Veränderung drängt.

Das bedeutet, daß das Paar sowohl eine Motivation für Veränderung als auch einen Grund für die Beibehaltung des alten Zustandes hat. Das Ausbalancieren dieser gegensätzlichen Energien ist für den Berater und das Paar ein Drahtseilakt. Die Auswahl der Interventionen ergibt sich organisch während des Beratungsprozesses.

Hierfür möchten wir ein Beispiel aus der Beratung von Erwin und Hans wiedergeben. Der folgende Ausschnitt stammt aus der vierten Sitzung.

*Berater:* Hans, angenommen, du willst, daß ihr euch weiterhin streitet, was kannst du dir vorstellen, dazu zu tun?

*Hans:* Ich müßte Erwin reizen, immer wieder aufzählen, was mir nicht paßt, und dann nicht locker lassen. Also seine Geduld bis auf die Spitze treiben.

*Berater:* Erwin, weißt du, was du tun kannst, damit ihr euch weiterhin streitet?

*Erwin*: Ich glaube, ich brauche Hans ganz einfach nur nicht zu beachten, und schon legt er sich mit mir an.

*Berater:* Jetzt nehmen wir mal an, eure Streitigkeiten würden wie durch ein Wunder von heute auf morgen aufhören. Wer von euch würde es als erster bemerken?

*Erwin*: Ich glaube, Hans würde es schnell merken.

*Hans*: Das glaube ich auch.

*Erwin:* Ich denke, ihm würde was fehlen.

*Berater:* Was, denkst du, würde ihm fehlen?

*Erwin:* Vielleicht so was wie Auseinandersetzung und das Gefühl wie …

*Berater:* Nähe?

*Erwin:* Ja, das könnte sein.

*Hans:* Irgendwie hat es bisher auch immer zu uns gehört, doch in der letzten Zeit finde ich es einfach zu viel.

*Berater:* Zu viel für was, wen?

*Hans:* Für mich und für uns. Ich habe das Gefühl, wir streiten nur noch. Wenn es mal vorkommt, ist es ja okay, denn es gehört, glaube ich, zu jeder Beziehung, und wir finden dann ja auch wieder zusammen.

*Berater:* Hans, was denkst du, wie oft in der Woche oder im Monat wäre Streit für dich okay?

*Hans:* Ich denke, zweimal im Monat. Aber es kommt noch darauf an, wie intensiv und lange der Streit geht!
*Berater:* Erwin, was denkst du, wie oft für dich Streit okay wäre?
*Erwin:* Vielleicht so einmal in der Woche eine leichte Streitigkeit, nach der wir uns auch wieder am selben Tag vertragen können.

In diesem Ausschnitt wird deutlich, daß es nicht in erster Linie darum geht, gar nicht mehr zu streiten. Vielmehr haben die Partner die Auffassung, daß diese Form der Auseinandersetzung zu ihnen gehört, und sie wissen, wie sie Streit forcieren können. Das bedeutet, die Streitigkeiten wären steuerbar, wenn sie das forcierende Verhalten unterließen. Es bedeutet ebenso, daß dieses gesteuerte Verhalten eine Funktion erfüllt, welche die Lösung, z. B. für eine Nähe-Distanz-Regelung, darstellt.

Um die vorhandene Lösung zu begreifen und weitere Alternativen zu eröffnen, bietet sich die Klärung dreier paar-diagnostischer Ebenen am Anfang der Beratung an:

1. Auf welchem individuellen Entwicklungsstand (insbesondere in bezug auf das eigene Schwulsein) ist jeder Partner? Welche Unterschiede und welche Gemeinsamkeiten gibt es im Umgang mit dem Schwulsein, z. B. bei der Offenbarung anderen gegenüber?
2. Auf welcher phasenspezifischen Entwicklungsebene befindet sich das Paar (z. B. Verschmelzung, Individuation, Schaffung von Verbindlichkeiten, Klärung der Beziehung, Schaffung einer sinnstiftenden Paarbildung)?
3. Unter welchen Rahmenbedingungen lebt das Paar, und wie schafft es sich Bedingungen, die ein Paarleben ermöglichen? Neben den äußeren Bedingungen zählen hierzu auch die individuell gestalteten, z. B. die auf eine schwule Paarbeziehung gerichteten Vorstellungen, Phantasien, Ziele und Wünsche.

Haben Berater und Paar auf diesen drei Ebenen eine Vorstellung von dem Entwicklungsstand erarbeitet, erscheint die Art, wie das Problem gesehen und geschildert wird, in einem neuen Licht, und es können Hypothesen entwickelt werden, um dem Paar neue gedankliche Möglichkeiten zu eröffnen.

Wir können nicht prognostizieren, zu welchen Veränderungen Interventionen tatsächlich führen werden oder wie das Paar auf kleine Veränderungen reagieren wird. Obwohl menschliches Verhalten und Handeln zielgerichtet und zielformend ist, sind die Ziele immer hypothetisch.

Bei Klaus und Burkhard zeigte sich während des Beratungsprozesses häufiger, welch wesentliche Veränderungen sich aufgrund kleiner Bewegungen ergaben. Ein Beispiel, bei dem die Berater ganz andere Hypothesen hatten, möchten wir an dieser Stelle anhand eines Gesprächsausschnitts vorstellen. Wir verfolgten die Hypothese: Burkhard wünscht sich mehr Freiheit, und Klaus versucht, ihm durch Traurigkeit zu zeigen, daß er Burkhards Wunsch als „weniger Interesse an seiner Person" interpretiert. Auf die Traurigkeitsphase reagiert Burkhard mit verstärktem Rückzug, da er über kein Handlungsrepertoire zu verfügen scheint, mit Klaus' Traurigkeit umzugehen.

*Berater:* Burkhard, was glaubst du, welche Bedeutung Klaus deinen Unternehmungen beimißt?

*Burkhard:* Ich glaube, er ist eifersüchtig und würde gern auch mehr ausgehen.

*Berater:* Wenn das so wäre, was, denkst du, hält ihn davon ab?

*Burkhard:* Daß er denkt, es paßt nicht zu unserer Beziehung, und daß er Angst hat, er könnte sich vergucken.

*Berater:* Was denkst du dazu?

*Burkhard:* Wenn ich das jetzt so sage, tut er mir ein wenig leid und ich möchte ihm gerne helfen, das zu tun, was er möchte.

*Berater:* (zu Klaus) Angenommen, Burkhards Einschätzungen würden stimmen, was würde dir helfen, mehr das zu tun, was du möchtest?

*Klaus:* Ja, manchmal habe ich schon das Gefühl, nicht alles tun zu können, was ich will. Ich halte mich dann zurück, weil ich denke: Wie paßt das, was ich will, zu uns als Paar? Aber daß ich jemanden in der Sub finden würde, der mich reizt, glaube ich nicht. Ich weiß nicht, wozu ich, wenn ich noch mehr allein unternehmen würde, dann noch eine Beziehung habe.

*Berater:* (zu Burkhard) Wie siehst du das?

*Burkhard:* Ich finde, das hat nichts miteinander zu tun. Das eine ist Freizeit, das andere Beziehung, und es schließt sich nicht aus. Ich will beides, und ich glaube, daß das auch geht.

*Berater:* Was jetzt?

*Burkhard:* Na ja, beides zusammen zu leben.

*Berater:* Heißt das, daß das ein Punkt ist, über den ihr noch mehr reden müßt und gewisse Absprachen und Übereinkünfte treffen solltet?

*Burkhard:* Ja.

*Klaus:* Ja.

*Berater:* (zu Klaus) Wie ist das für dich, zu hören, daß Burkhard dir gern helfen möchte?

*Klaus:* Auf der einen Seite rührt es mich, daß er so besorgt ist, auf der anderen Seite werde ich wütend und denke, ich brauche doch keine Hilfe!

In der nächsten Sitzung wirkt das Paar wie ausgewechselt. Sie hatten über sich und ihre Vorstellungen, als Paar zu leben, gesprochen: welche Freiheiten dazugehörten und welche Dinge in ihrer Partnerschaft unantastbar seien.

Der Beratungsprozeß ist nicht klar in Diagnostik, Hypothesenbildung, Interventionen und Evaluation zu trennen. Vielmehr gehen die Phasen ineinander über und beeinflussen sich gegenseitig, so wie die Personen, Subsysteme und die Psychodynamik das Beziehungsleben und die Beziehungsgestaltung bedingen. Wer schwule Paare berät, sollte somit über ein breites Wissen zur individuellen psychosexuellen Entwicklung schwuler Männer, zu subkulturellen Lebenszusammenhängen und Strukturen verfügen und deren Einwirkung auf die schwule Partnerschaft berücksichtigen. Auf diese Weise ist der Berater in der Lage, im Sinne einer Ko-Kreation die Entwicklung des Paares im Rahmen der Therapie mit zu beeinflussen. Für den Berater ist es jedoch hilfreich, wenn er für sich die genannten Ebenen auseinanderhält.

Als komprimierte Darstellung systemischen Denkens innerhalb der Paartherapie möchten wir die von Lenz, Osterhold und Ellebracht (1995) zusammengestellten 15 Regeln für die Psychotherapie mit Paaren wiedergeben:

- Jedes Symptom stellt unter den gegebenen Kontextbedingungen auch eine Lösung dar.
- Die Individualdiagnose erübrigt sich, indem die Ereignisse und Symptombildung im Rahmen ihres Entstehungskontextes nachvollzogen werden.

- Alles Geschehen im Rahmen einer Therapie ist eine Ko-Kreation zwischen BeraterInnen und KlientInnen.
- Durch die Sichtweisen, Überzeugungen und Haltungen der TherapeutInnen wird das Geschehen im therapeutischen Feld mitkonstruiert.
- Psychotherapie ist Induktion von Veränderung sowie Begleitung und Hilfe bei der Stabilisierung des neuen Zustandes.
- Die therapeutische Kompetenz zeigt sich in der sensiblen Anleitung des Veränderungsprozesses.
- Auch komplexes symptomatisches Verhalten kann auf einfachen Regeln basieren.
- Durch Änderung der Regeln wird das bisherige Verhaltensmuster unmöglich gemacht.
- Diese Regeländerung geschieht durch experimentelles Einbringen einer therapeutischen Verhaltensregel, die auf eine Unterbrechung des bisherigen Musters zielt.
- Dadurch entsteht Raum für die autonome Bildung einer neuen Ordnung.
- Jede in diesem Kontext entstehende Krise ist Ausdruck des Transformationsprozesses und kann als deterministisches Chaos verstanden werden.
- In der Krise zeigt sich der neue Attraktor des Systems; er wird von den BeraterInnen nach dem Stichwort „Biotop" („Mal sehen, was da alles wächst") behandelt.
- Die Kompetenz für die Ausgestaltung der neuen Ordnung liegt ausschließlich bei den KlientInnen.
- Das Ergebnis des Therapieprozesses ist nicht planbar und vorhersagbar.
- Die KlientInnen entscheiden allein, ob die Therapie erfolgreich war oder nicht.

## 4.1 Interventionsformen

Um Veränderungen und Erweiterungen des sich im ständigen Fluß befindenden Anpassungs- und Balancierungsprozesses des Paarsystems zu erreichen, bieten sich für den Beratungsverlauf zahlreiche Interventionsmöglichkeiten an. Diese berücksichtigen Beobachtungen des Beraters, z.B. zur Sitzordnung, zur verbalen und nonverbalen Kommunikation und zur Grundstimmung in der Beratung. Sie dienen u.a. dazu, die entwickelten Hypothesen zu Regeln, Mustern, Tabus, Koalitionen oder verdeckten Konflikten zu überprüfen.

Wir beginnen mit einer ausführlichen Beschreibung des ersten Gesprächs, das im engeren Sinn zwar keine reine Intervention darstellt, jedoch vom Aufbau und der Art der Fragestellungen her starken Interventionscharakter hat. Alle weiteren beschriebenen Techniken sind zu jedem Zeitpunkt des Beratungsprozesses einzusetzen. Es obliegt jedoch der beraterischen Sorgfalt, zu prüfen, welche Methodik zu welchem Zeitpunkt verwendet werden kann. Hierbei müssen die Beziehung des Beraters zu den Ratsuchenden, die Dringlichkeit der Fragestellung und die „Passung" der Anliegen zur Methodik berücksichtigt werden.

Aus der Grundannahme, daß ein System ständiger Veränderung unterworfen ist, folgt, daß keine Diagnostik im Sinne einer ersten Bestandsaufnahme existiert, wie dies in herkömmlichen Therapieverfahren der Fall ist. Jede Beratungssitzung besteht zugleich aus (erneuter) Systemerkennung, Hypothesenbildung und Intervention. Die Reaktionen des Systems auf diese Interventionen geben immer wieder neue Informationen, die in die Systemerkennung einfließen.

### 4.1.1 Das erste Gespräch

Das erste Gespräch gliedert sich in die fünf Phasen Joining, Problemschilderung und -definition, Systemerkennung, Kontraktphase und Abschlußkommentar.

*Joining*

Schwerpunkt am Anfang des ersten Gesprächs ist die Kontaktaufnahme des Beraters zu den beiden Partnern. Das Joining ist der erste Schritt einer Beziehungsarbeit, um einen vertrauensvollen Kontakt zwischen den Beratern und den Ratsuchenden aufzubauen. Allgemeine, d. h., wenig problemorientierte Fragen an die Partner bieten sich an, um Interesse und Offenheit zu signalisieren.

Schon während des Joinings merkt das schwule Paar anhand der gestellten Fragen, über welchen Einblick, welche Kenntnisse und Erfahrungen die Beraterin oder der Berater verfügt. Erste Fragen zum Kennenlernen, zu Hobbies, Aktivitäten in schwulen Zusammenhängen und Subkulturen oder zur Lebensform schaffen Vertrauen und bilden die Basis für die weitere Zusammenarbeit.

Wenn nicht schon bei der telefonischen Anmeldung Eckdaten (Alter, Beruf, Dauer der Beziehung, Wohnverhältnisse) erhoben wurden, ist es angebracht, sie jetzt zu erfragen.

*Problemschilderung und -definition*

Als nächster Schritt sollte eine sanfte Überleitung zur Differenzierung und Fokussierung des Beratungsanlasses folgen. Dieser Schritt beinhaltet eine Kontextanalyse und eine erste Hypothesenbildung zum Verständnis der Paarthematik. Zur Verdeutlichung stellen wir einige exemplarische Fragen vor:

- Wer hat Ihnen zu einer Beratung bei uns geraten?
- Was, denken Sie, glaubt er, daß Sie hier erreichen sollen?
- Was, denken Sie, ist Ihr Problem? Seit wann? Wie hat es angefangen?
- Wer leidet unter dem Problem am meisten?
- Wessen Initiative war es, hierherzukommen?
- Woran werden Sie merken, daß die Beratung erfolgreich ist?
- Wie werden Sie dann in drei Jahren leben?
- Angenommen, das Problem kann nicht gelöst werden, wie werden Sie dann in Zukunft zusammenleben?

*Systemerkennung*

An dieser Stelle erfolgt eine Situations- und Kontextanalyse sowie eine Beleuchtung der Funktion des Symptoms. U. a. bieten sich folgende Fragen hierfür an:

- Was passiert, wenn ... ?
- Wie reagiert wer auf welches Verhalten?
- Wie wird ein Problem/Konflikt beendet?
- Wenn das Symptom nach der Beratung nicht mehr auftritt, wie wird es Ihnen ergehen, wie gehen Sie dann miteinander um?
- Wie werden Sie sich verhalten?
- Was werden Sie statt dessen tun?
- Was wird Ihr Partner über Sie denken, wenn Sie nicht mehr eifersüchtig usw. sind?

- Wieviel Energie verwenden Sie für Ihre Gespräche?
- Woran werden Sie merken, daß das Symptom nicht mehr auftritt?
- Was denken Sie, wie reagiert wer auf das Verschwinden des Symptoms?
- Wer wird es als erster merken und sich dazu verhalten?

*Kontraktphase*

In dieser Phase soll das Ziel des Paares erarbeitet werden, das es mit der Beratung erreichen will. Oft wird dies durch „Nicht-Aussagen" formuliert, wie z.B. „Ich möchte, daß er nicht mehr fremdgeht" oder „Ich möchte, daß wir uns nicht mehr streiten". Dies sind Aussagen, mit denen sich der Berater nicht zufriedengeben sollte, da den Partnern Forderungen in dieser Form bekannt sind. Das Umformulieren in konkrete, positive Aussagen (z. B. „Ich möchte, daß wir einen Abend pro Woche nur für uns haben.") sollte am Ende dieser Phase stehen.

Anschließend sollten ein Kontrakt über den zeitlichen Rahmen geschlossen, die Anzahl gemeinsamer Sitzungen vereinbart und die Kostenfrage geklärt werden (sog. Rahmenkontrakt, siehe dazu auch 5.4.1).

*Abschlußkommentar*

Zum Ende des Erstgesprächs kann ein Abschlußkommentar des Beraters erfolgen, in dem das vom Paar vorgebrachte Problem erstmals umdefiniert bzw. positiv konnotiert wird und der Problemfokus auf das gesamte Lebenssystem (Zeit, soziales System, Paarkonstellation, Coming-out-Stadium) erweitert wird (siehe 4.1.9). Hierzu empfiehlt es sich, das Gespräch zu unterbrechen. Der Berater verläßt den Raum, während das Paar dort verbleibt. Der Berater kann nun sortieren und den Abschlußkommentar vorbereiten, den er dann dem Paar präsentiert. Der Abschlußkommentar gilt als Abschluß des Gesprächs und wird vom Paar nicht mehr kommentiert.

Am Beispiel von Klaus und Burkhard möchten wir einige wesentliche Passagen des ersten Kontakts darstellen, der zwischen dem Joining, d. h. der Anpassung des Beraters an die Klienten, und der ersten Systemerkennung wechselt und mit einem Kommentar am Ende des Gesprächs abschließt.

Erste Informationen zu Alter, Berufsstand, Wohnsituation, Anlaß der Gespräche, Überweisungskontext, Dauer der Partnerschaft, Beratungssetting und Bezahlung wurden vorab telefonisch eingeholt.

Es war Klaus, der den ersten telefonischen Kontakt hergestellt hatte. Das Paar erscheint pünktlich und gemeinsam. Der erste Ausschnitt beginnt nach einer kurzen Begrüßung, nachdem das Paar und die Berater im Beratungsraum Platz genommen haben und das Paar die Räumlichkeiten kennengelernt hat.

*Berater A:* Sie sind ausgesprochen pünktlich, zu dieser Zeit ist meist viel Verkehr.

*Klaus:* Ja, wir wohnen in XY zur Zeit viel bei mir, und wir sind lieber etwas früher losgefahren, da wir mit dem Wagen unterwegs sind.

*Berater B:* Ach, in der Gegend habe ich auch mal gewohnt und mich sehr wohl gefühlt!

*Burkhard:* Ja, wir sind sehr zufrieden mit dieser Wohnung und der Gegend, weil alles in unmittelbarer Nähe ist und wir – was ungewöhnlich für diese Stadt ist – dann kaum das Auto oder öffentliche Verkehrsmittel brauchen.

*Klaus:* Bei einer gemeinsamen Wohnung würden wir auch gern dort bleiben, aber ich glaube, das wollen wir hier lieber nicht besprechen.

*Berater B:* (zu Klaus) Sie haben am Telefon erwähnt, daß Ihr Arzt Ihnen empfohlen hat, zu uns zu kommen. Was, glauben Sie, hat er gedacht, sollen Sie hier erreichen?

*Klaus:* Was mein Arzt meint, daß ich hier soll? (Pause) Na ja, ich sag mal so, daß wir uns wieder besser verstehen sollen, so wie es mal war. Ich habe ihn so verstanden, daß er meint, es liegt nicht nur an mir, sondern wir müssen irgendwie aufeinander zugehen. Ich glaube, er weiß auch nicht so recht weiter und was wir hier erreichen sollen.

*Berater B:* (zu Burkhard) Haben Sie eine Vorstellung davon, was der Arzt denkt, daß Sie hier erreichen sollen?

*Burkhard:* Ich glaube, er denkt, daß ich mich besinnen und einfach mehr Zeit mit Klaus verbringen soll, dann „wird alles wieder gut".

*Berater B:* (zu Burkhard) Und was denken Sie selbst, worin das Problem besteht?

*Burkhard:* Mein Problem ist doch, daß ich einfach mehr Lust habe, rauszugehen, andere Leute kennenzulernen und was zu erleben!

*Berater B:* Mehr als wer oder seit wann?

*Burkhard:* Na, auf jeden Fall mehr als Klaus, und so richtig habe ich es im letzten Jahr festgestellt.

*Berater B:* (zu Klaus) Und wie würden Sie das Problem beschreiben?

*Klaus:* So richtig beschreiben kann ich das Problem nicht, ich fühle mich oft so allein, und dann werde ich total traurig, sitze dann herum und habe irgendwie schlechte Laune. Burkhard kriegt das natürlich mit, und oft spüre ich, daß er davon total abgenervt ist. Aber ich kann doch nichts gegen diese Gefühle tun, wenn sie nun mal da sind. Manchmal weiß ich einfach nicht weiter.

*Berater B:* (zu Burkhard) Wie erklären Sie sich, daß Klaus diese Gefühle hat?

*Burkhard:* Er war schon immer der ruhigere, besinnlichere und häuslichere von uns beiden. Es gehört irgendwie zu ihm, es ist jetzt nur so kraß geworden.

*Berater B:* (zu Klaus) Wie erklären Sie sich, daß es jetzt so kraß, wie Ihr Freund es sagt, geworden ist?

*Klaus:* Tja, ich habe schon manchmal gedacht, daß ich krank bin und ich am liebsten Tabletten dagegen hätte, denn häufig habe ich Angst, das alles nicht aushalten zu können. Wissen Sie, der Alltagsstreß, die Sorgen und wie es mit uns weitergeht und so.

*Berater B:* (zu Klaus) Das habe ich noch nicht verstanden. Welche Sorgen und Belastungen meinen Sie?

*Klaus:* Ach, ich sorge mich dann darum, ob und wie unsere Beziehung weitergeht, ob Burkhard überhaupt noch Interesse an mir hat, aber auch um sein Leben und um mein Leben.

*Berater B:* (zu Klaus) Wer, außer Burkhard, bekommt denn noch etwas von Ihren Sorgen mit?

*Klaus:* Meine, besser gesagt, unsere Freundin Ilse, 'n paar Freunde – Gerd, Adolf und Lutz – aus der Musikgruppe. Ja, ich glaub, das waren sie so.

*Berater B:* Ach, Sie machen Musik in einer Gruppe?

*Klaus:* Ja, in einer Gruppe mit schwulen Musikern. Das macht mir eigentlich viel Freude, und ich habe nette Leute kennengelernt.

In dieser Phase wurden ein erster Kontakt zu jedem einzelnen hergestellt, der Überweisungskontext geklärt und eine erste Problemdefinition mit beteiligten/bemerkenden Subsystemen eingeleitet.

Im Folgenden wurden die Ziele einer Beratungsreihe definiert und nach wiederkehrenden Kommunikationsabläufen zwischen beiden Partnern gesucht.

Am Ende dieses ersten Gesprächs teilten wir dem Paar folgenden Abschlußkommentar mit:

> *„Wir haben Sie heute als ein Paar kennengelernt, das viel Interesse füreinander zeigt. Wir glauben, daß Sie sich sehr frühzeitig um Unterstützung bemüht haben, und denken, daß dies eine gute Voraussetzung ist, Ihre gewünschten Ziele zu erreichen. Trotzdem glauben wir, daß es für jeden von Ihnen Anstrengung und Bereitschaft zur Veränderung bedeutet, wenn Sie sich zu einer weiteren Beratung entschließen.*
> *Um nichts zu überstürzen, möchten wir Ihnen empfehlen, bis zum nächsten Termin keinerlei Veränderungen in Ihrem persönlichen und gemeinsamen Verhalten vorzunehmen. Statt dessen möchten wir Ihnen vorschlagen, nach Streiten zu überlegen, welche Wünsche an Ihren Partner dem Streit vorausgegangen sein könnten.*
> *Im heutigen Gespräch ist deutlich geworden, daß Sie sich durch Ihre Streite einerseits als Paar fühlen können, andererseits sich dadurch voneinander entfernen, obwohl Sie damit eigentlich ein anderes Ziel erreichen möchten.*
> *Wir vereinbaren heute einen neuen Termin. Falls Sie sich gegen eine weitere Beratung entschließen, können Sie diesen Termin bis eine Woche vorher absagen. Falls Sie den Termin wahrnehmen möchten, brauchen Sie ihn nicht zu bestätigen. Wir sehen uns dann hier wieder."*

Der Abschlußkommentar bezieht sich auf das Vorgebrachte in bestätigender, anerkennender Weise. Dem ersten Gespräch angemessen, haben wir ein vorsichtiges *Reframing* (Begriffserklärung siehe 4.1.3) in bezug auf die Stärkung der Paarebene vorgenommen. In leicht provokanter Art warnen wir vor Veränderung, um die Sinnhaftigkeit des Bisherigen zu verstärken und dadurch Platz für Veränderung zu schaffen.

*Auswertungsphase des Beraters*

Die Auswertung des ersten Gesprächs beinhaltet die Analyse des Gesagten, des Kommunikationsverhaltens des Paares und der emotionalen Auswirkungen auf den Berater. Als Orientierung können folgende Fragen hilfreich sein:

- Wer beginnt mit der Schilderung?
- Wie reagiert der Partner (schildern sie gemeinsam)?
- Wie definieren beide jeweils das Problem?
- Klagen die Partner einander an?
- Versucht jeder, den Berater auf seine Seite zu ziehen?
- Wie definieren beide jeweils das zu erreichende Ziel?
- In welche Stimmung versetzt mich das Paar? Machen sie mich zum Richter, Helfer, Feind, Verbündeten, zur Autorität, zum Rivalen usw.?
- In welchen Lebenszyklus und in welches Modell der Paarphasen läßt sich das Paar einordnen?
- In welchen individuellen Hintergrund, in welche Lebensgeschichte und Lebenssituation ist das Problem eingebettet?
- Welche ersten Hypothesen zur Funktion des Symptoms lassen sich für jeden Partner bilden?

### 4.1.2 Subsystemanalyse

Wie in Kapitel 3 beschrieben, können die emotional bindenden Subsysteme bei schwulen Männern als vielfältig und ausgeprägt bezeichnet werden. Sie sind familiären Beziehungen gleichzusetzen. Dies unterscheidet sie von Heterosexuellen, die meist in ihren alten und neuen Familienverbänden leben. Reichen dort in den meisten Fällen familiäre Systemzeichnungen aus, um Beziehungen, Bindungen und Konflikte bildlich darzustellen, muß die Systemanalyse eines schwulen Paares neben familiären Beziehungen entsprechend der Darstellung der Subsysteme in Kapitel 3 erweitert werden.

Nachdem das Regelwerk des Gesamtsystems dargestellt und analysiert worden ist, kann der Berater durch *zirkuläres Fragen* (siehe 4.1.5) die Sichtweisen der Partner herauskristallisieren. Hierdurch gewinnen die Partner einen Eindruck von den verschiedenen Einflußgrößen. Diese Erkenntnis schafft die Basis für Veränderung.

Am Beispiel von Klaus und Burkhard möchten wir anhand einer Zeichnung verdeutlichen, welche Subsysteme sich in der Beratung als Einflußfaktoren herausstellten:

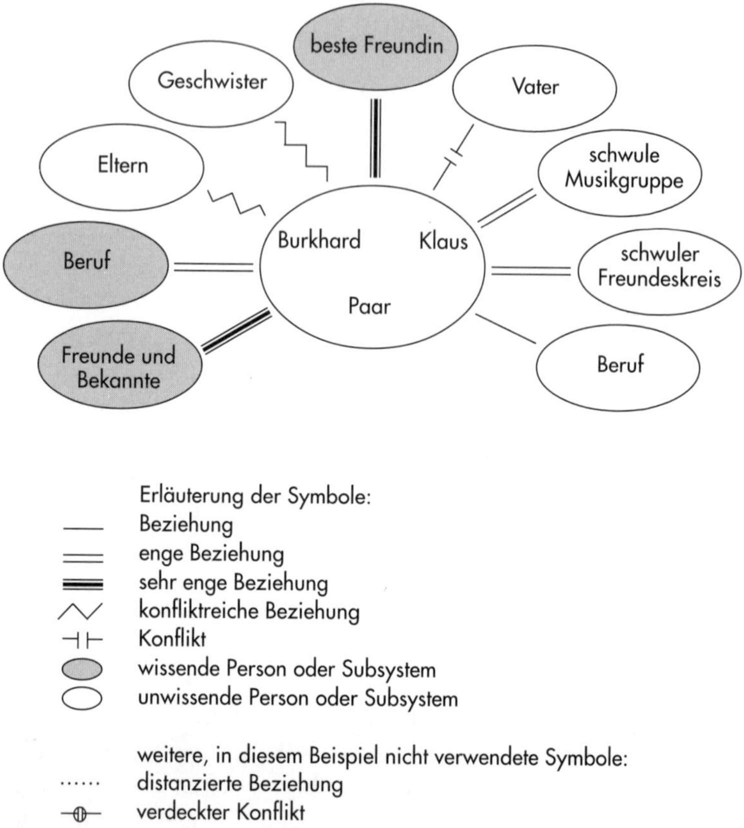


Anhand derartiger Systemzeichnungen verdeutlicht sich das Gefüge, in dem das Paar lebt. Oft können aufgrund der Zeichnung neue systemische Hypothesen gebildet und Subsysteme erkannt werden. Für den Berater ergeben sich auch Hinweise auf fehlende Subsysteme oder auf Fragen, die bisher noch nicht gestellt worden sind.

### 4.1.3 Reframing und positive Konnotation

*Reframing* ist ein wesentlicher Bestandteil des kreativ-beraterischen Prozesses. Es stellt die vorgebrachten Beschwerden in den systemischen Bezugsrahmen mit einer alternativen Bedeutung, die ebenso gelten kann wie die bisherige. Das Problem wird mit einem anderen Rahmen umgeben, von einer anderen Seite beleuchtet, so daß die Realitätswahrnehmung verändert wird, was neue Handlungsspielräume eröffnet. „Man wechselt den Rahmen, in dem ein Mensch Ereignisse wahrnimmt, um die Bedeutung zu verändern. Wenn sich die Bedeutung verändert, verändern sich auch die Reaktionen und Verhaltensweisen des Menschen." (Bandler 1988)

Beliebt ist immer noch das Beispiel des „halbleeren Glases", das mit einer anderen Sichtweise zum „halbvollen Glas" wird. So ist z. B. häufiges Streiten auch ein Hinweis darauf, wie wichtig den Partnern ihre Standpunkte sind und daß sie diese vehement vertreten können. Die Aufmerksamkeit wird von den Minderwertigkeiten und Einschränkungen weg auf die Fähigkeiten und Ressourcen gelenkt. Ausgefeilt wurden diese Techniken besonders im Neurolinguistischen Programmieren (NLP) und in hypnotherapeutischen Verfahren.

Bei der *positiven Konnotation* wird das als problematisch formulierte Verhalten durch die Prüfung seiner Auswirkungen als Lösung für die aktuelle Situation gesehen. Demnach ist das Symptom zum gegenwärtigen Zeitpunkt notwendig. Ein Paar, das nur noch wenig Zeit miteinander verbringt und zunehmend unzufrieden damit ist, läßt meist außer acht, daß jeder Partner viel Zeit für sich und jeweils eigene Interessen hat. Hinzu kommt, daß die dann gemeinsam verbrachte Zeit stärker genossen und eventuell intensiver genutzt werden kann. Die Betrachtung eröffnet neue Chancen und macht die „geschaffenen" Gegebenheiten nutzbarer und positiver, was meist zur Folge hat, daß gewünschte Veränderungen umgesetzt werden können. Das Unterlassen des bisherigen Verhaltens könnte jedoch auch eine zu starke Veränderung bedeuten, so daß der eigentliche Nutzen dieses Verhaltens, z. B. aufgrund von Angst intensive Nähe zu verhindern, hervortreten würde. Daher wird zum Abschluß einer positiven Konnotation häufig vor einer vorschnellen Veränderung gewarnt. Positive Konnotationen sollten immer so formuliert sein, daß beide Partner in gleicher Weise berücksichtigt werden, damit beide innerlich zustimmen können.

Am Beispiel von Erwin und Hans möchten wir ein *Reframing* vorstellen. Die beiden hatten das Thema HIV und AIDS bzw. ihren positiven Serostatus in der Beziehung kaum thematisiert. Für beide war das Thema angstbesetzt und wurde lieber verschwiegen.

*Erwin:* Mir reicht es, wenn ich einmal im Monat zum Arzt gehe und mich durchchecken lasse, mehr möchte ich am liebsten nicht damit zu tun haben. Das reicht mir.

*Hans:* Mir reicht es, daß wir's haben!

*Berater:* Ihr sagt, es reicht, daß ihr das Virus habt. Ich frage mich, wofür es reicht. Es ist doch so, daß ihr jeweils für euch als Einzelpersonen ein positives Testergebnis bekommen habt, die Testergebnisse jedoch auch ein gemeinsames „Schicksal" und Bestandteil eurer Beziehung sind. Etwas, dem ihr euch gemeinsam stellen könnt, um zu überlegen, wie ihr damit leben könnt.

In diesem Reframing erweitern wir den Rahmen, indem die Sicht von der Einzelperson auf das Paar gerichtet wird. Die Gemeinsamkeit der HIV-Infektion als „Schicksal" zu bezeichnen beinhaltet, daß mit diesem gelebt werden kann und nicht dagegen angekämpft werden muß. Gleichzeitig drückt es aber auch aus, nicht als hilfloses Opfer diesem ausgeliefert zu sein, sondern vielmehr vor einer gemeinsamen schicksalhaften Herausforderung zu stehen.

### 4.1.4 Genogrammarbeit

Das Genogramm ist eine schematische Darstellung der Familie über mehrere Generationen, ähnlich der eines Stammbaums. Bei längeren Beratungsprozessen dient es der übersichtlichen Darstellung komplexer Informationen über die Herkunftsfamilien und veranschaulicht gegebenenfalls generationsübergreifende Muster und Traditionen von Beziehungskonstellationen.

Diese von McGoldrick u. Gerson (1990) ausführlich beschriebene Darstellungsform in Symbolen verschafft Klienten und Beratern oftmals einen ergiebigen und einsichtsreichen Überblick. Für Personen und deren familiäre Beziehungen werden nebenstehenden Symbole benutzt.

Durch das Eintragen von Todesursachen, Trennungen, früheren Beziehungen, Wohnorten (Ortswechsel), Krankheiten, Berufen, „Eigenschaften" und Beziehungen untereinander ergeben sich Hinweise auf die Hintergründe der Problemstellungen, das Rollenverhalten, die Identifizierungen und Geschwisterkonstellationen der Partner.

Die graphische Darstellung bietet die Möglichkeit, hypothetische und zirkuläre Fragen zu stellen, z. B.:

männliche Person

weibliche Person

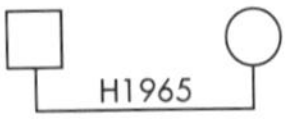


verheiratetes Paar (mit Jahreszahl)

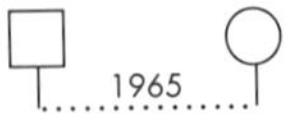


unverheiratetes Paar (mit Jahreszahl)

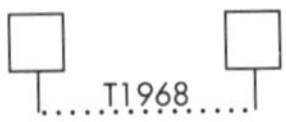


Trennung

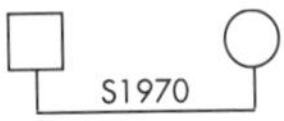


Scheidung

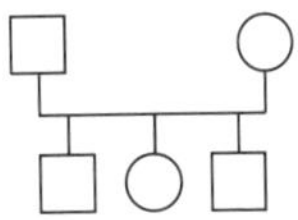

Kinder in der Geschwisterreihe (links das älteste, rechts das jüngste Kind)

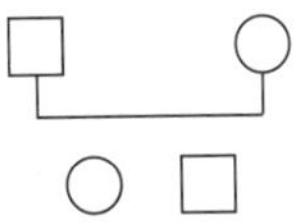

Adoptivkinder

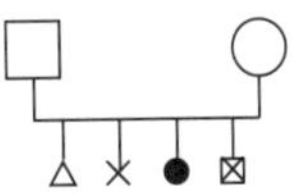

Schwangerschaft, Abtreibung, Fehlgeburt, Todgeburt

| | |
|---|---|
| * | Geburtsjahr |
| † | Sterbejahr |
| 45 | Alter zum Zeitpunkt der Befragung |

- Wem in Ihrer Familie sind Sie am ähnlichsten?
- Was haben Ihre Großeltern wohl von der Beziehung Ihrer Eltern gehalten?
- Hätte Ihre Mutter keine Fehlgeburt gehabt, sondern eine Tochter bekommen, was vermuten Sie, wie sich dies ausgewirkt hätte?
- In der Familie Ihres Vaters gibt es über alle Generationen fast nur Töchter. Was, denken Sie, hat Ihre Geburt (die Geburt eines Sohnes) in Ihrer Familie ausgelöst, und welche Erwartungen waren damit verbunden?

Nach unserer Erfahrung ist in einem Beratungsprozeß die Darstellung bis zur dritten Generation notwendig, um Muster, Rollenverhalten und Identifizierungen nachvollziehbar und einsichtig zu machen.

Die Passung der Partner zueinander vor deren familiärem Hintergrund erscheint in Form des Genogramms vereinfacht dargestellt, und das Paar erlangt leichter ein Verständnis dafür, wie sein Verhalten im Mehrgenerationengefüge eingebunden ist.

Genogramme der Partner zu erstellen bietet sich für einen längeren Beratungs-/Therapieprozeß an. Bei zwei- bis dreimaligen Treffen, wie sie häufig bei spezifischen Fragestellungen in den AIDS-Hilfen und Beratungsstellen vorkommen, sind sie nach unseren Erfahrungen oft zu zeitintensiv, und das Paar erlebt dieses Vorgehen als Ablenkung von der Fragestellung. Die Berater können diese Technik dann jedoch für eine optimale Nachbereitung von Gesprächen nutzen.

Wir haben bei unserem schwulen Klientel in Einzel- und Paartherapien feststellen können, daß sich die Konstellation „Einzelkind, jüngstes Kind" und/oder die Identifizierung mit einem gegengeschlechtlichen Familienmitglied meist in der Großelterngeneration häuft. Dies scheint eine Konstellation zu sein, die schwulen Männern emotionale Schwierigkeiten bereitet und ihre Außenseiterposition zusätzlich verkompliziert.

### 4.1.5 Zirkuläres Fragen

*Zirkuläres Fragen* klärt Beziehungsmuster und gehört zum Standardrepertoire systemischer Therapie und Beratung (siehe Schlippe u. Kriz 1993).

Zirkuläre Fragen lassen sich im Rahmen unterschiedlicher Fragetypen stellen. Sie verdeutlichen, daß gezeigtes Verhalten oder ein Gefühlszustand in einem sozialen System ein kommunikatives Angebot ist und der Beziehung zueinander Ausdruck verleiht. Diese Fragetypen werden weiter unten eingehend beschrieben und mit Beispielen erläutert.

Um diese kommunikativen Bedeutungen herauszuarbeiten, wird die Wirkung des Verhaltens und der Gefühlsäußerung untersucht. Durch eine zusätzliche Hierarchisierung mittels Rangfolgen und Skalierungen können Ähnlichkeiten und Unterschiede der Ver-

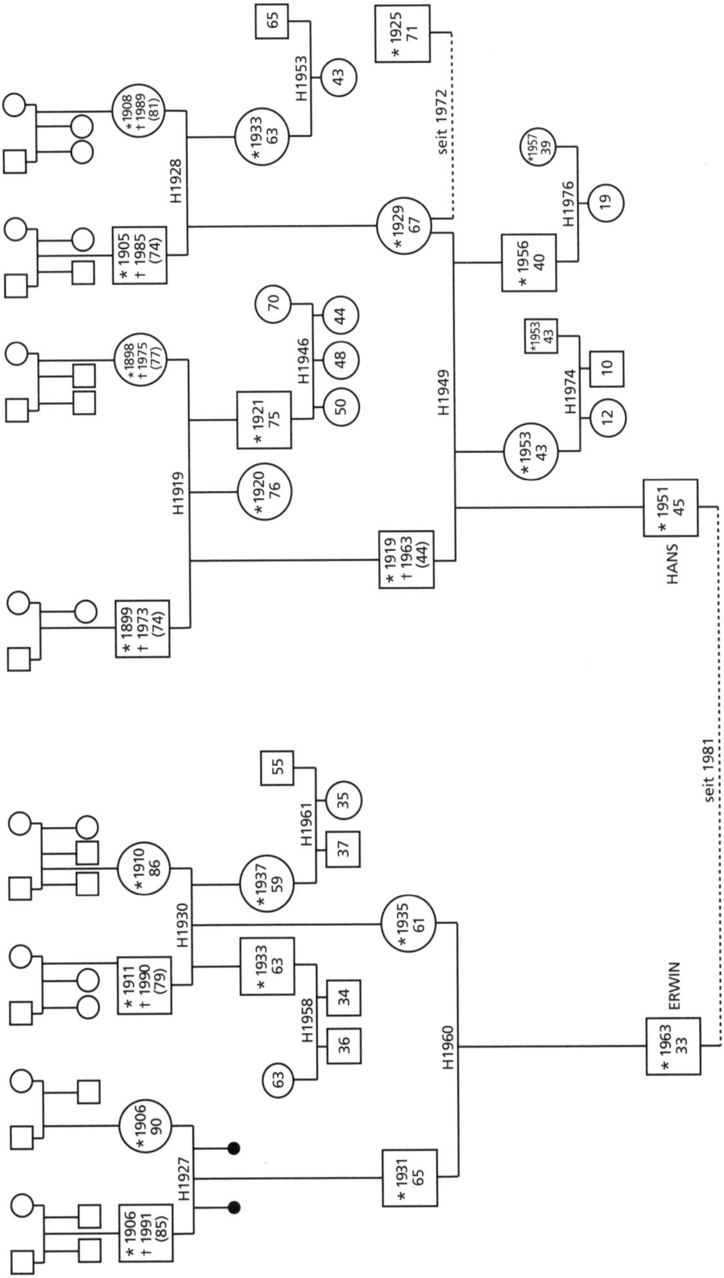


Abb. 3: Genogramm von Erwin und Hans

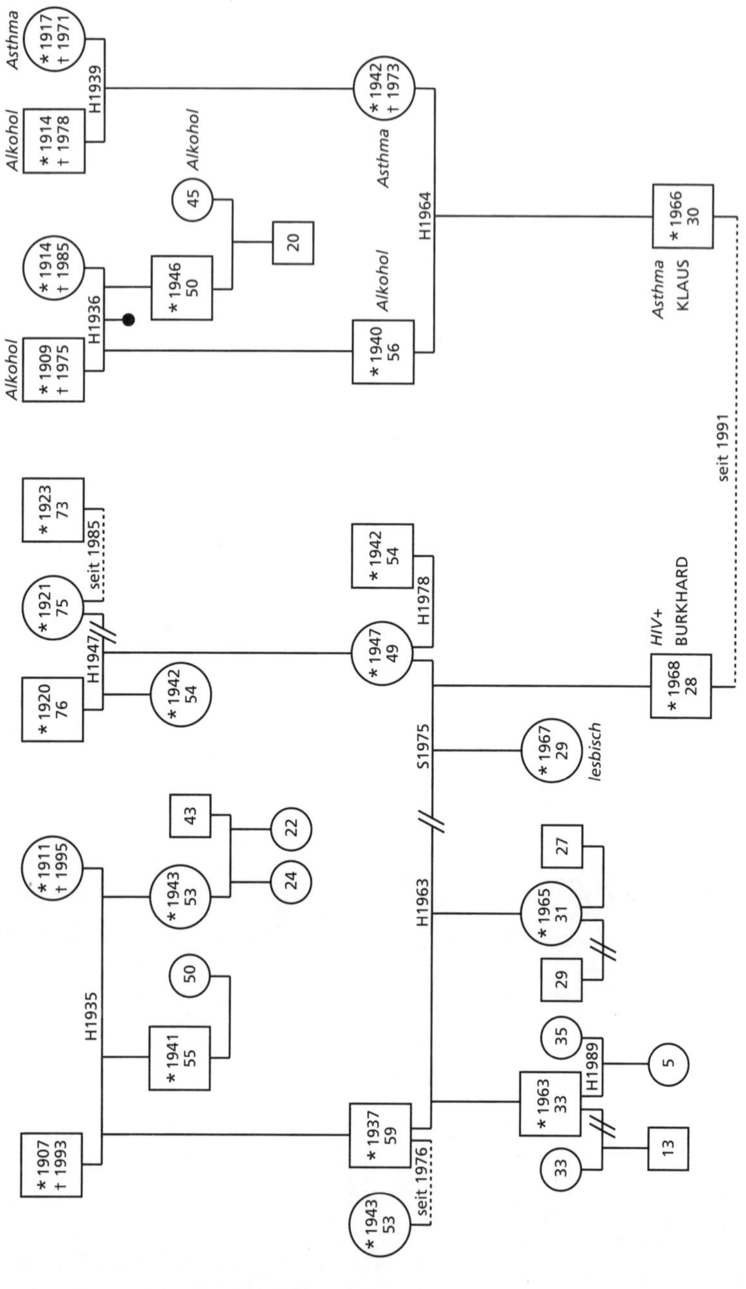


Abb. 4: Genogramm von Klaus und Burkhard

haltensweisen bezüglich Intensität, Quantität, Qualität und Zeit sichtbar gemacht werden. Die Antwort kann dann sofort von den Partnern durch eine Frage nach Übereinstimmung/Nichtübereinstimmung rückgekoppelt werden.

Durch diese Art des Fragens werden Unterschiede verdeutlicht und zugeschriebene Eigenschaften verflüssigt. Zudem sieht das Paar sein Verhalten in einem spezifischen Kontext. Durch dieses Verständnis kann das Verhalten für die Partner neue Bedeutungen erlangen. Der interaktionale Beziehungskontext wird betont und bewußt gemacht, geradlinig-kausale Prämissen werden in Frage gestellt.

In Form des hypothetischen Fragens werden Gedankenexperimente vollzogen, die sich auf die Zukunft beziehen und damit alternative Wirklichkeiten eröffnen, so daß Erklärungen des Problems, manifestierte Beziehungsmythen, Bedeutungen von „gut/böse", „schuldig/nicht schuldig", „verantwortlich/nicht verantwortlich" oder „stark/schwach" vergegenwärtigt und aufgelöst werden können.

Durch diese Fragetypen können auf einer Metaebene verschiedene Beobachterstandpunkte im Unterschied zum eigenen und deren Einfluß auf Verhalten und Gefühle wahrgenommen werden. Durch zirkuläres Fragen wird es außerdem häufig erleichtert, eine eigene Sichtweise zu äußern, indem sie als die Sichtweise einer dritten Person dargestellt wird.

Hierzu gehören auch die Bilder, welche die Partner voneinander haben. Beide können realisieren, mit welchen Erwartungen sie sich gerade für diesen Partner entschlossen haben und wie sich das anfangs phantasierte Bild veränderte und ausformte.

Diese „Reinkultur" des zirkulären Fragens ist eine Form der Gesprächsführung und phasenweise einsetzbar. Eine ausschließliche Verwendung der beschriebenen Fragetypen überfordert nach unseren Erfahrungen ein Paar. Phasen der Entlastung, der Beschreibung der Paardynamik, des Klagens gehören ebenso zum Beratungsprozeß wie diese fokussierenden, direktiven Interventionsformen.

Der Berater berücksichtigt die Beziehungsebene und entscheidet, wem welche Frage wann wie gestellt wird oder absichtlich nicht gestellt wird.

Wir wollen hier auf zwei Ebenen einige Kategorien mit Fragebeispielen vorstellen. Dazu erläutern wir zunächst die beiden Ebenen, die für das zirkuläre Fragen bedeutsam sind. Zum besseren Verständnis sei erklärt, daß bisher, d. h. ohne eine systemische Sichtweise, die Personen selbst zu ihren Gedanken, Gefühlen und Handlungen befragt wurden.

*Beispiel:*

Klaus, was löst es in dir aus, wenn Burkhard mehr seine eigenen Interessen verfolgt?

Burkhard, was verändert sich für dich, wenn du mehr deine eigenen Interessen verfolgst?

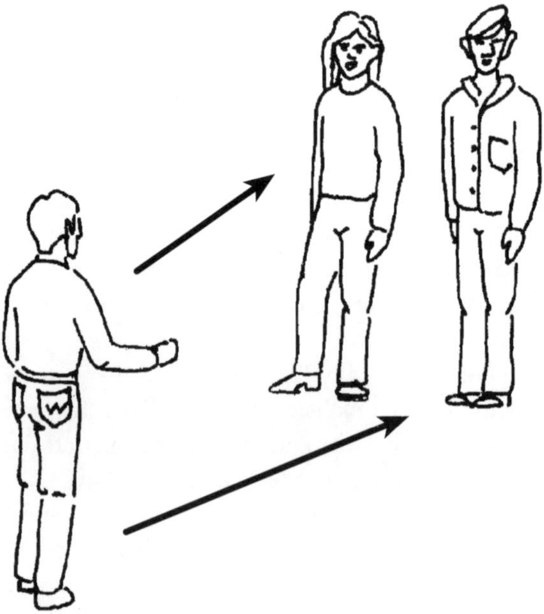

*1. Ebene der dyadischen Beziehung*

Jede Verhaltensweise, also auch der Ausdruck eines Gefühls, ist eine Botschaft oder ein Appell an eine andere Person. Deshalb wird auf dieser Ebene, auf der zwei Personen beteiligt sind, die eine Person direkt zur anderen bzw. zur Beziehung zwischen ihnen befragt.

*Beispiel:*

Burkhard, was, denkst du, bedeutet es für Klaus, wenn er feststellt, daß du in letzter Zeit stärker deine eigenen Interessen verfolgst?

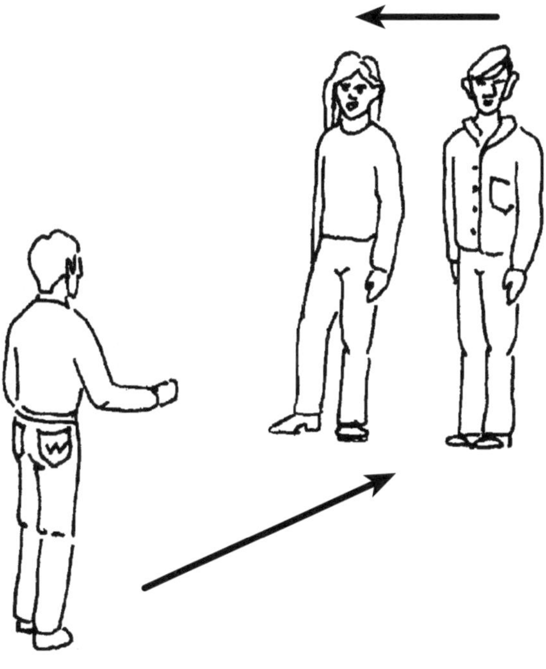

*2. Ebene der triadischen Beziehung*

Auf dieser Ebene wird eine dritte Person eingeführt, der Fragen zum Paar gestellt werden. Dies kann bei Paarberatungen immer nur hypothetisch geschehen, wobei es sich um eine reale oder erdachte Person aus dem sozialen Umfeld handelt (z. B. der WG-Mitbewohner oder hypothetisch: wenn es einen WG-Mitbewohner gäbe).

*Beispiel:*

Angenommen, ich würde euren besten Freund Michael fragen, was er denkt, daß es für Klaus bedeutet, daß Burkhard in letzter Zeit stärker seine eigenen Interessen verfolgt?

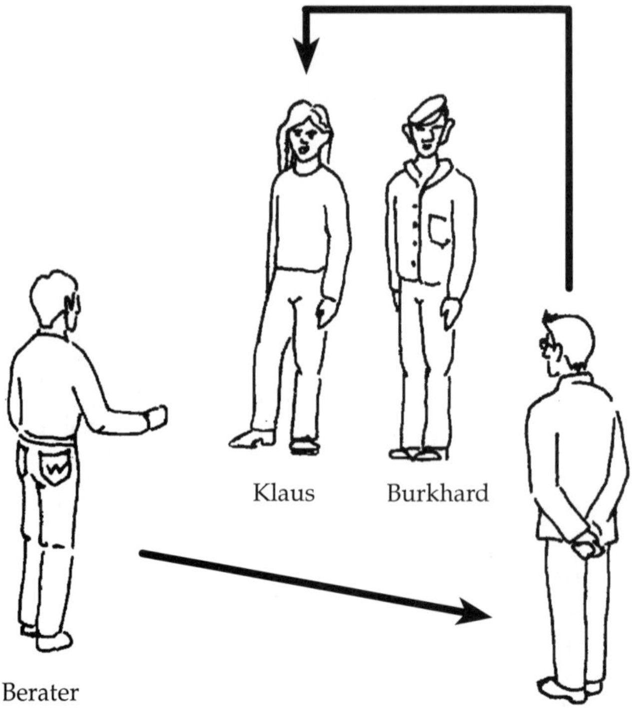


Da Michael nicht bei der Beratung dabei ist, fragen wir Burkhard und Klaus, was sie denken, daß er antworten würde.

Im Folgenden formulieren wir nun zu einzelnen Fragetypen konkrete Fragen auf den verschiedenen Ebenen. Wir nutzen dazu unsere beiden Fallbeispiele.

*Problemdefinition*

Fall A: Hans, was denkst du, wie Erwin euer Problem sieht?

Fall B: Burkhard, wenn ich eure gute Freundin fragen würde, worin sie euer Problem sieht, was würde sie antworten?

*Verhaltensfragen*

Fall A: Erwin, wenn ihr streitet, wer von euren Freunden registriert es zuerst? Wie reagiert er/sie darauf?

Fall B: Burkhard, wenn Klaus sich traurig fühlt und zurückgezogen verhält, was machst du dann?

*Fragen nach Vergleichen/Ähnlichkeiten/Unterschieden*

Fall A: Hans, was denkst du, wer von euch beiden leidet mehr unter euren Streitigkeiten?

Fall B: Wer von deinen Freunden aus XY würde auch sagen, daß du viel ausgehst?

*Koalitionsfragen innerhalb der Subsysteme*

Fall A: Gibt es in deiner Positivengruppe Männer, die auch die Erfahrung gemacht haben, sich in der Partnerschaft viel zu streiten?

Fall B: Wer aus ... sieht es auch so wie du, daß es für dich richtig ist, viel unterwegs zu sein?

*Zustimmungsfragen*

Fall A: Hans, wer aus deiner Familie würde dir zustimmen, daß Erwin sich nie um den Haushalt kümmert?

Fall B: Burkhard, wer von deinen Geschwistern würde dir zustimmen, daß es für euch als Paar besser ist, in getrennten Wohnungen zu leben?

*Reden über Anwesende*

Fall A: Erwin, was denkst du, welche Fähigkeiten Hans hat, die hilfreich sind für eure Partnerschaft?

Fall B: Burkhard, wenn ich mit Klaus' Mutter über die Asthmaanfälle ihres Sohnes sprechen könnte, was würde sie mir erzählen, wie er die Anfälle abschwächen oder auch vermeiden könnte?

*Erklärungsfragen*

Fall A: Erwin, was denkst du, wie sich Hans erklärt, daß gerade zum jetzigen Zeitpunkt Streitigkeiten in der Beziehung zunehmen?

Fall B: Burkhard, was denkst du, wie sich Klaus' Arzt, der euch ja die Beratung empfohlen hat, erklärt, daß du in letzter Zeit mehr Alkohol trinkst?

*Hypothetisches Fragen*

Fall A: Angenommen, nur einer von euch hätte ein positives Testergebnis bekommen, was wäre dann anders in eurer Beziehung?

Fall B: Gesetzt den Fall, ihr würdet diese Beratungen nicht machen, wie würde eure Beziehung sich dann in den nächsten Wochen gestalten?

*Fragen nach Ausnahmen*

Fall A: Hans, was macht Erwin, wenn ihr euch nicht streitet?

Fall B: Klaus, wie fühlst du dich, wenn du nicht traurig bist, und woran merkt Burkhard es?

*Lösungsfragen*

Fall A: Erwin, was wünschst du dir, daß Hans machen soll, damit ihr euch weniger streitet?

Fall B: Angenommen, es würde in der kommenden Nacht ein Wunder geschehen und das Problem wäre verschwunden, wer würde es woran bemerken?

*Alternativen als Fragen*

Fall A: Wenn ein Freund euch rät, statt zu streiten etwas anderes gemeinsam zu machen, was würdet ihr ihm antworten?

Fall B: Wenn ihr euch trennen würdet, wer würde es zuerst bereuen?

*Skalierungsfragen*

Fall A: Hans, was denkst du, wieviel Prozent Erwin dazu beiträgt, daß das Problem gelöst wird, wieviel Prozent du selbst?

Fall B: Klaus, was denkst du, wie groß ist auf einer Skala von 1 bis 10 die Chance, daß das Problem nach den Sitzungen kleiner geworden ist?

### 4.1.6 Skulpturarbeit

Die Skulpturarbeit in der Familientherapie geht im wesentlichen auf die psychotherapeutische Arbeit von Virginia Satir zurück. Sie setzte sie im Rahmen von Familienrekonstruktionen bei Gruppentherapien ein. Bei den mit Personen aufgestellten Familienbildern werden insbesondere der Abstand und die Zu-/Abwendung der einzelnen betrachtet, um die Beziehungen und die daran geknüpften Gefühle sichtbar zu machen. Dabei entstehen auch Bilder zu unausgesprochenen Koalitionen, Regeln, Tabus und Verboten oder zu Widersprüchen zwischen dem verbalen und nonverbalen Verhalten.

Ansätze aus dem Psychodrama und der Gestalttherapie (Gegenstände oder Personen symbolisieren Instanzen, z. B. Alkohol) können in diese Form der Arbeit integriert werden.

Diese Methode ist nicht gebunden an das Setting der Gruppentherapie, sondern kann in vielfältiger und kreativer Weise für die

Beratung schwuler Paare eingesetzt werden. Als Symbole können z. B. Bauklötze, Puppen, Gegenstände, Stühle oder das Stellen der Partner zueinander fungieren. Sie lassen sich ebenso zur Themenstellung, zu den Ressourcen und Problemen hinzuziehen, um dann an der Lösungskonstellation zu arbeiten.

Der große Vorteil dieser Methode ist, daß neue Erfahrungen nicht nur auf der sprachlichen Ebene bleiben. Sie ermöglicht es z. B., Vergangenheit, Gegenwart und Zukunft zu kreieren. Skulpturen spiegeln diese „Gegebenheiten" bildlich wider. Durch Veränderung der inneren Bilder und Festschreibungen (z. B. „Mein Vater war nie für mich da") können Verhaltensmuster/-wiederholungen aufgelöst werden. Hieraus resultieren neue emotionale Erfahrungen, und auch die Betrachtungsweise dieser Bilder konstelliert sich neu (z. B. „Mein Vater stand mir am nächsten").

Die Skulpturarbeit gehört zu den effektivsten und „mächtigsten" psychotherapeutischen Interventionsformen in der systemischen Beratungsarbeit. Sie ist gewissenhaft einzusetzen, weshalb es sorgfältig zu überlegen gilt, an welcher Stelle im Beratungsprozeß sie angewandt werden soll. Um Systeme aufzustellen, benötigt der Berater umfassende Erfahrung. Vor allem sollte er diese Methode in einer Ausbildung an sich selbst erfahren haben. Vor dem leichtfertigen Umgang mit ihr sei daher gewarnt.

Im Folgenden zeigen wir die Notizen der Berater am Ende einer Skulpturarbeit mit Bauklötzen am Beispiel von Hans:

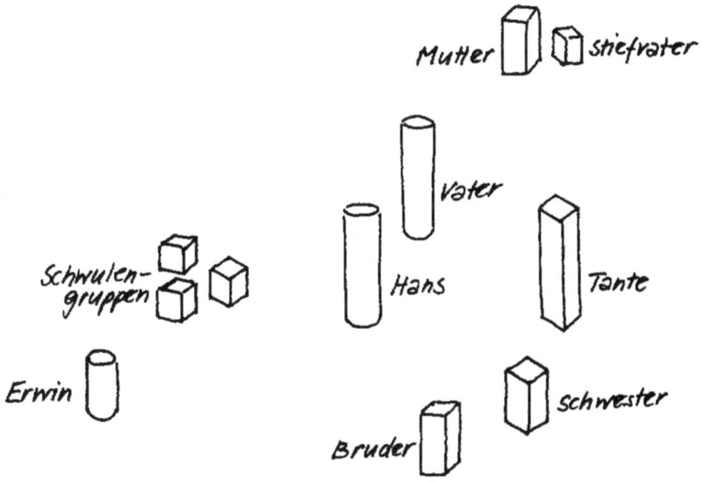

Hans erläutert, ihm sei durch diese Aufstellung deutlich geworden, wie nah er sich dem verstorbenen Vater, den Geschwistern und der Tante fühle und wie wichtig ihm die Zugehörigkeit zu und die Mitarbeit in den Schwulengruppen sei. Seine Mutter stehe weit weg („außer Sichtweite"), und auch Erwin sei ihm im Moment nicht nah, weil sie sich soviel streiten würden.

Wir erfragten weitere Interpretationen der Skulptur, z. B. ob seine Tante im Prinzip den Platz der Mutter habe. Außerdem gäbe es eine Aufteilung der Bauklötze in eine Familienseite rechts und eine schwule Seite links. Würde Erwin den Platz neben Hans einnehmen, entstünde möglicherweise eine Konkurrenzsituation zur Familie, und Hans könnte den Erwartungen der Familie nicht mehr gerecht werden.

Einige Fragen aus der Skulpturarbeit mit Hans waren:

- Wie geht es jeder Person auf ihrem Platz?
- Wenn jemand sich unangenehm fühlt, wo wäre ein angenehmerer Platz?
- Angenommen, es gäbe keine Tante, wer stünde dann wohl auf ihrem Platz?
- Wie würde es Hans gehen, wenn dort keine Tante stünde? Welche weiteren Veränderungen würden nachfolgen?
- Was verändert sich, wenn Erwin neben Hans rückt?
- Was denkt die Mutter darüber, daß die Tante dem Hans näher steht als sie selbst?

Im folgenden Gespräch könnte die Skulptur erneut aufgebaut werden, um an die Arbeit anzuknüpfen, oder es könnte eine entsprechende Arbeit mit Erwin anschließen.

#### 4.1.7 Reflecting Team

Im Rahmen des Reflecting Team, das Andersen (1990) erstmals beschrieb, wird es den Klienten ermöglicht, sich die Reflexionen der Berater anzuhören, wodurch eine Art Transparenz in die Beratungsbeziehung eingeführt wird. Durch diesen Austausch und die Präsentation der verschiedenen Ideen der Berater zu den Beschwerden der Klienten können diese frei wählen, welche Sichtweisen und Hypothesen ihnen für die Bewältigung ihres Problems hilfreich erscheinen. So werden Eigenverantwortung gewürdigt und die erwachsenen Teile der Klienten gestärkt.

Die vielfältigen Interventionsformen des Reflecting Team bieten sich für den Berater vor, während, zum Abschluß und nach einer Beratungssitzung an, wenn zwei oder mehrere Berater mit einem Paar arbeiten können.

Die Berater diskutieren ihre Beobachtungen, ihr Verständnis von dem Problem und ihre Lösungsideen. Es sollten möglichst viele wohlwollend und positiv formulierte Lösungsideen entwickelt werden, um kränkende Grenzüberschreitungen zu vermeiden. Die Berater sitzen etwas abseits vom Paar, ohne Blickkontakt und ohne eine Beziehung bzw. Rückkopplung zu dem Gesagten herzustellen. Auch anschließend wird nicht über die Reflexionen der Berater diskutiert.

Diese Variante des Beratungssettings kann zu jedem Zeitpunkt einer Beratungssitzung eingesetzt werden. „Familien erleben es nicht einfach als Stärkung (‚empowerment'), sondern sie scheinen fasziniert davon, den Konversationen der Fachleute über sich selbst zuzuhören. Selbstverständlich bestehen Regeln darüber, positive Verschreibungen abzugeben und Ausdrücke von Konkurrenz und Kritik wegzulassen. Kommentare bieten im allgemeinen Optionen und Beschreibungen und keine Vorstellungen dessen, was falsch ist. Es ist von größter Bedeutung, daß die Leute nicht durch Kritik oder Schuldzuschreibungen besonders herausgehoben werden." (Andersen 1990)

Wir geben ein Beispiel aus der Beratung von Klaus und Burkhard:

*Berater A:* (zum Paar) Wir unterbrechen hier jetzt kurz unser Gespräch, und Sie haben die Möglichkeit, sich unsere Überlegungen zum bisherigen Gespräch anzuhören. Wir werden uns über Sie unterhalten und Sie dabei nicht direkt ansprechen. Sie können von dem Gesagten nutzen, was Ihnen hilfreich erscheint. Beachten Sie, daß es sich dabei um unsere Ideen handelt.

*Berater B:* Mir ist noch nicht deutlich geworden, was der Wunsch des Paares an uns ist.

*Berater A:* Beide möchten, daß sie wieder so zusammenleben, wie vor einem Jahr.

*Berater B:* Mein Eindruck ist, sie schauen damit nur zurück und berücksichtigen nicht, was sich inzwischen verändert hat. Ich denke, sie müssen das berücksichtigen und in die Zukunft schauen.

*Berater A:* Mir ist dadurch deutlich geworden, daß sie eine sehr glückliche Zeit zusammen hatten, die sie am liebsten festhalten möchten. Ich denke jedoch, daß das nicht geht, denn in der Erinnerung an die glückliche Zeit haben sie vielleicht vergessen, welch schwierige Phasen es auch damals gab, weshalb die jetzige Zeit bei einem Vergleich immer nur negativ abschneiden kann.

*Berater B:* D. h., sie sollten jetzt auch auf das schauen, was gut läuft.

*Berater A:* Wenn sie immer darauf schauen, was gut läuft, besteht natürlich die Gefahr, daß sie dann keine Möglichkeit haben, sich auseinanderzusetzen und sich weiterzuentwickeln. Von daher denke ich, sie sollten merken, daß sie das, was sie mal hatten, nie wieder haben werden, und phantasieren, wie es in Zukunft sein kann.

### 4.1.8 Verschreibungen, Verhaltensempfehlungen, Hausaufgaben[11]

Verschreibungen, Verhaltensempfehlungen, Hausaufgaben, Aufträge oder Übungen bauen auf den in der Sitzung besprochenen Themen, Zielen und Beschwerden auf. Diese Form der Intervention hat zum Ziel, das Paar zu Verhaltensalternativen zu ermutigen und diese auszuprobieren. Die daraus resultierenden emotionalen Veränderungen werden meist überrascht und positiv wahrgenommen.

Sie müssen einen unmittelbaren und direkten Bezug zum aktuellen Geschehen in der Sitzung haben. Es ist günstig, eine Aufgabe, die meist am Ende einer Sitzung gestellt wird, während dieser vorzubereiten oder indirekt anzukündigen.

Um die Motivation zu fördern, bietet es sich an, die für das Ausführen der Aufgabe notwendige Disziplin, den Mut und die Ausdauer zu betonen. Hierdurch erhält das Paar einen neuen Handlungsspielraum und braucht seine innere Abwehr/Angst vor einer Veränderung nicht zu agieren. Durch eine zeitliche Einschränkung und die Betonung, daß dies eine Möglichkeit des Ausprobierens ist, entsteht das Gefühl der Wahlfreiheit, die es erlaubt, auch die alten Verhaltensmuster aufrechtzuerhalten. Die positiven Effekte dieser Übungen überwiegen meist, und das Paar bekommt Mut und Hoffnung hinsichtlich einer Lösung seiner Konflikte.

Zusätzlich gegebene Beobachtungsaufgaben haben den Effekt, daß jeder sowohl sich selbst als auch den Partner beobachtet. „Hier wird durch die Beobachtungsaufgabe eine eventuelle symmetrische Konstellation und Konkurrenz für eine effektive Verhaltensmodifikation ausgenutzt." (Lenz u. a. 1995) Durch derartige Empfehlungen ist das Paar gewissermaßen gezwungen, das problemzentrierende Verhalten auszusetzen, neues Verhalten auszuprobieren und dem entstehenden Chaos und der Orientierungslosigkeit eine neue Ordnung entgegenzusetzen. Führt das Paar die Aufgabe gar nicht oder nur teilweise aus, kann dennoch davon ausgegangen werden, daß die Nennung der Aufgabe zu veränderter Wahrnehmung und Verhaltensänderungen führt.

Wir möchten an dieser Stelle eine mögliche Form der Hausaufgabe vorstellen. Wir haben sie Erwin und Hans am Ende der vierten Sitzung gestellt:

*Berater:* Wir möchten euch für die Zeit bis zur nächsten Sitzung eine Aufgabe mitgeben. Wir gehen davon aus, daß es für jeden von euch viel Engagement und Disziplin bedeutet, diese Aufgabe auszuführen. Ihr könnt diese Aufgabe als Experiment sehen, mit dem ihr sowohl mehr über euch selbst als auch über euch als Paar erfahren könnt. Und ihr könnt euch danach entscheiden, welche Erfahrungen ihr davon weiter gebrauchen möchtet. Wir möchten gern, daß ihr in der kommenden Zeit nur noch an geraden Tagen der Woche streitet. An ungeraden Tagen sind Streite nicht erlaubt und müssen auf den nächsten Tag verschoben werden. Wenn ihr merkt, daß sich ein Streit anbahnt, verlaßt die Situation oder macht etwas ganz anderes. D. h., jeder von euch ist gefordert, sich stark zu disziplinieren. Erwin, kannst du dich an eine solche Abmachung halten?

*Erwin:* Ja.

*Berater:* Und du, Hans, kannst du dich an eine solche Abmachung halten?

*Hans:* Ja.

In der darauffolgenden Sitzung berichteten beide, sie hätten die Hausaufgabe zum Teil ausgeführt. Es sei ihnen aber nicht immer rechtzeitig gelungen, den Anfang eines Streits zu erkennen. Sie hätten seit langem schon nicht mehr so eine angenehme und verbundene Zeit miteinander gehabt wie in den letzten Wochen und häufig keinen Grund zum Streiten gefunden. Die Auswertung der Hausaufgabe, d. h., die genaue Beschreibung dessen, was von ihr und wie sie erfüllt wurde, welche Hindernisse auftraten, wie sie sich diese erklären, welchen Sinn sie der Aufgabe beimaßen, welche Konsequenzen sie für den einzelnen hatte, was sich durch die Aufgabe verändert hat usw., wird hier nicht weiter beschrieben, in der Sitzung jedoch besprochen.

#### 4.1.9 Der Abschlußkommentar

Der Abschlußkommentar am Ende einer Sitzung beinhaltet die thematische Zusammenfassung und das bisherige Verständnis des Problems und wird im Gegensatz zum Reflecting Team direkt an das Paar gerichtet. Hierbei werden beide Partner und ihr Einsatz wertschätzend kommentiert. In diesem Kommentar bieten die Berater dem Paar eine andere Beschreibung der Wirklichkeit an. Es werden positive Konnotationen verwendet und Verschreibungen oder Hausaufgaben formuliert.

Die Wirklichkeitskonstruktion der Berater „stellt eine andere Sichtweise als die Beschreibung durch die KlientInnen dar und soll ihnen

- andere Optionen eröffnen und damit ihren Handlungs- und Problemlösungsspielraum erweitern,
- ihre bisherige Wirklichkeitssicht konfrontieren und aufweichen und
- die kreativen Ressourcen der Klienten als Reaktion auf die andere Deutung herauslocken. (...)

Dies ist der eigentliche therapeutische Prozeß und obliegt der Kreativität der Berater. In den Kommentierungen benutzen wir die Informationen, die wir im Therapiegespräch gewonnen haben, verknüpfen diese jedoch anders als das Paar." (Lenz u. a. 1995)

An dieser Stelle geben wir ein Beispiel für einen Abschlußkommentar, den wir Klaus und Burkhard am Ende der achten Sitzung mitteilten, in der es im wesentlichen um die Gestaltung ihrer gemeinsamen Freizeit ging:

*„In der heutigen Sitzung haben wir jeden von euch sehr bemüht erlebt, für die gemeinsame Freizeit Pläne zu schmieden, die dann*

*für jeden von euch schön und erlebnisreich sein können. Wir haben erlebt, in welcher Weise ihr kreativ seid und in die Zukunft planen könnt. Trotzdem bleibt bei uns ein vages Gefühl der Skepsis, ob diese Planungsformen einen Teil eurer Schwierigkeiten lösen können.*
*Es war faszinierend, dich, Klaus, aufgeschlossen, munter und lustig zu erleben, während du, Burkhard, dich zugewandt, kompromißbereit und offen gezeigt hast. Uns scheint heute, als hättet ihr beide einen Schritt gemacht, der nicht rückgängig zu machen ist und der euch gemeinsam weitere Schritte voranbringen wird."*

In der darauffolgenden Sitzung berichteten beide, sie hätten nach dem letzten Gespräch lange über unsere Einschätzung gesprochen und überlegt, wie wir wohl zu dieser gekommen waren. Beide hätten sich selbst in der Einschätzung wiedergefunden, unsere Auffassung vom jeweils anderen Partner jedoch nicht teilen können. Die Gespräche darüber seien für beide sehr angenehm verlaufen, und beide hätten sich gefragt, ob sie den anderen in all seinen Facetten wahrnehmen konnten.

Die Darstellung der Interventionen ist als Anregung gedacht. Um sie gekonnt und hilfreich einzusetzen, bedarf es für den Berater jedoch ständiger Übung und Fortbildung. Begleitende Reflexion und Supervision erscheinen uns unbedingt erforderlich.

#### 4.1.10 Der Abschluß der Beratungen

Zwei Faktoren bestimmen das Ende einer Beratungsreihe: die inhaltliche Zielsetzung, wie sie im Rahmenkontrakt im Erstgespräch festgelegt wurde, wie auch der äußere Rahmen, da z. B. von seiten der Einrichtung eine zeitliche Begrenzung vorgegeben sein kann oder diese ebenfalls im Kontrakt bestimmt wurde.

Das Ende der Beratung deutet sich auf unterschiedliche Weise an. So kann das Paar das Beratungsziel als erreicht ansehen und eine weitere Unterstützung nicht mehr für nötig halten. Dann haben sich meist deutliche positive Veränderungen ergeben, d. h., das Problemverhalten tritt nicht mehr oder seltener auf. Ebenso kann der Berater die Ziele als erreicht ansehen und das Ende der Beratung einleiten. Neben dem Abschluß der Beratungsreihe können sich aber auch neue Themenbereiche ergeben, die das Paar bearbeiten möchte. Dies mündet dann in einen neuen Kontrakt (siehe 4.1.1).

Ebenso kann es sein, daß das Paar neue Formen des Umgangs mit dem Problem erprobt hat und diese selbständig bei jedem erneuten Auftreten des Problems anwendet. Dies deutet sich oft auch darin an, daß Paare berichten, sie hätten zu Hause überlegt, was der Berater jetzt wohl tun und sagen würde (der Berater ist also zum Modell geworden), und sich dann entsprechend verhalten.

Ein weiterer Hinweis ist darin zu entdecken, daß ein Problemverhalten nicht mehr zur Eskalation führt und seine Bedeutung nicht mehr dramatisiert werden muß, daß es aber auch nicht lächerlich gemacht und als unbedeutend eingeschätzt wird.

Eine Beratung über einen längeren Zeitraum beinhaltet den Aufbau einer weitaus intensiveren Beziehung zwischen dem Paar und dem Berater, als dies bei einmaligen Beratungsgesprächen der Fall ist. Der Beendigung dieses Prozesses ist deshalb ein angemessener Rahmen zu geben. Er dient zum Abschiednehmen, der Zukunftsplanung und der Bilanzierung für das Paar, zur Selbstreflexion des Beraters wie auch der Rückmeldung der Klienten und der Überprüfung der geleisteten Arbeit.

Unser übliches Vorgehen sieht nach dem Erstgespräch eine Vereinbarung über zunächst fünf Gespräche vor. Dies beinhaltet in jedem Fall eine Bilanzierung im letzten Gespräch, welche durchaus in eine Fortführung der Beratung, eventuell mit neu formulierten Zielen, münden kann. Zugleich verdeutlichen wir damit die Begrenztheit des Angebots, signalisieren aber auch, daß wenige Gespräche durchaus genügen können, um einen Veränderungsprozeß zu initiieren.

Wir machen unseren Klienten immer deutlich, daß die Beratungsgespräche nur ein Teil des Veränderungsprozesses sind. Der Prozeß begann bereits vor dem Kontakt mit uns, wurde vom Paar selbst ausgelöst und wird auch danach andauern.

Die wesentliche Veränderungsarbeit leistet das Paar im alltäglichen Zusammensein. Sollte zu einem späteren Zeitpunkt eine erneute Unterstützung durch uns für hilfreich gehalten werden, so kann die Beratung mit einem neuen Kontrakt wieder aufgenommen werden. Dabei sollen die Partner zunächst jedoch überprüfen, ob die Lernerfolge der vergangenen Beratung ausreichen, um das neue Problem alleine zu bewältigen. Auf diese Weise wird das Paar in eine eigenverantwortliche, erwachsene Position entlassen und die Angst vor einem möglichen Rückfall gemindert. Bei einer Wiederaufnahme der Gespräche ist es hilfreich, wenn dieselben Berater wieder zur Verfügung stehen, um den Wissensvorsprung und die bereits aufgebaute Beziehung nutzen zu können.

Die Bilanzierung im letzten Gespräch sollte folgende Fragen berücksichtigen, ohne diese schematisch abzuhaken:

- Wie lautete der Kontrakt? Was ist davon erfüllt, was ist offengeblieben?
- Was hat sich für das Paar verändert? Woran merken die Partner, daß sich etwas verändert hat? Könnte noch jemand anderes diese Veränderungen bemerkt haben?
- Wie erlebten beide Seiten die Beziehung zwischen dem Paar und dem Berater?
- Welche Prognose gibt sich das Paar für die Zukunft?
- Was müßten beide tun, damit es zu einen Rückschlag kommt? Wie werden sie nun mit einem solchen umgehen?

## 4.2 Wie ging es mit den hier vorgestellten Paaren weiter?

Durch die Wiedergabe der vielen Gesprächsausschnitte unserer Beratungen mit Erwin und Hans sowie Klaus und Burkhard haben wir sicherlich Neugier hinsichtlich der Beratungsergebnisse geweckt. Deshalb an dieser Stelle eine kurze Zusammenfassung beider Fälle.

Das Paar *Erwin und Hans* nahm 20 Sitzungen in Anspruch. Ergebnis der Beratungen war eine Neuorientierung und Umstellung ihrer Beziehungsorganisation. Hierzu gehörten die Verteilung von Pflichten und das Aussprechen von Rückzugs- und Freiheitsmöglichkeiten, ohne den anderen zu verletzen. Durch das Aufarbeiten familiärer Muster wurde sich das Paar seiner eigenen Ansprüche an die Beziehung bewußt. Das Thema „Füreinander-Dasein" rückte in den Mittelpunkt. Streitigkeiten gehörten auch am Ende der Beratung zum Alltag des Paares. Ihnen wurde jedoch ein geringerer Stellenwert beigemessen, so daß sie aufgrund reduzierter Intensität vom Paar akzeptiert werden konnten.

Die Beratung von *Klaus und Burkhard* endete nach 15 Sitzungen. Beide Partner waren zufrieden mit ihren Neuregelungen für die Partnerschaft. Sie erkannten, daß Burkhards Rolle darin besteht, für individuelle Aktivitäten zu sorgen, während Klaus mehr auf die Gemeinsamkeiten des Paares achtet. Klaus hat seine eigenen Interessen und Aktivitäten verstärkt. Burkhard zeigte während des Beratungsprozesses weniger Interesse an Eigenaktivitäten, hielt ein bestimmtes Maß jedoch bei. Das Paar stellte fest, welche Gemeinsamkeiten es im Sinne einer Paartradition stärker pflegen wollte. Dazu aktivierten sie wieder die regelmäßigen Kinogänge und das Einladen von Freunden zum Essen in Klaus' Wohnung. Dessen Rückzugstendenzen traten kaum noch auf. Durch die Gespräche war dem Paar deutlich geworden, daß sie sich aufeinander verlassen können, ohne sich an den anderen zu verlieren.

# 5. Der systemische Berater für schwule Paare

## 5.1 Die Grundhaltung: direktiv oder supportiv?

Die in den bisherigen Kapiteln beschriebenen Grundannahmen der systemischen Beratung und die daraus folgenden Vorgehensweisen lassen deutlich werden, daß der systemische Ansatz zu den direktiven Verfahren zählt. Es stellt sich nun die Frage, ob ein systemischer Berater zusätzlich supportiv sein muß. Die Antwort lautet: Ja, den Ratsuchenden muß ein sicheres Fundament bereitgestellt werden, auf dem sie vertrauensvoll über alle Facetten ihrer Problematik sprechen können. Dies erreicht der Berater, indem er auch eine stützende Haltung einnimmt. Die drei von Carl Rogers aufgestellten Variablen „Empathie", „Kongruenz" und „Wertschätzung" sehen wir als Grundhaltung eines jeden Beraters an. Nur sie ermöglichen es, eine vertrauensbildende Atmosphäre zu schaffen, welche die Basis für weiteres systemisches Arbeiten bildet.

So strukturiert der Berater z. B. im Erstgespräch nach dem ersten Kennenlernen sehr stark, d. h., er strebt mit dem angebotenen Material aktiv die Klärung seiner ersten Hypothesen an. Die Auflistung der Interventionen in Kapitel 4 zeigt, daß er hypothesengeleitet Techniken einsetzt und deren Umsetzung verfolgt. Die im Kapitel 1 angesprochene Neutralität, die „Allparteilichkeit", ist eine Grundvariable systemischen Vorgehens.

Die Grundhaltung des Beraters sollte von Interesse und Neugier geprägt sein, wie ein Paar eine Situation geregelt hat und wie die beiden Partner dazu beigetragen haben. Er muß dabei immer offen bleiben für neue Informationen, gerade wenn diese nicht zu seinen Hypothesen passen. Die Aufgabe des Beraters ist, beide Partner gleichberechtigt zu sehen und ihre jeweiligen Sichtweisen wertzuschätzen. So kann er eine distanzierte Haltung wahren, die ihm den notwendigen Überblick verschafft und damit seine Sonderstellung als Berater sichert.

Durch die Beratung soll das Paar Zugang zu möglichst vielen neuen Informationen über sein Verhalten und sein Erleben bekommen, so daß eine Veränderung in Aussicht kommt. Für den Berater heißt das, sich von seinen persönlichen Lösungsideen zu befreien und dem Paar die Chance zu eröffnen, eine eigene Alternative zu entwickeln. Für ein Paar kann z. B. eine Trennung wie auch eine Fortführung der Partnerschaft die Lösung darstellen, auch wenn der Berater durch Erfahrung, persönliche Werte und fachliches Wissen an eine andere Lösung gedacht hatte. Statt seine eigene Lösungsidee umzusetzen, berücksichtigt er, welche Funktionen die Lösungsform des Paares für dieses beinhaltet, um daraus neue Hypothesen und Interventionen abzuleiten.

Zur Veranschaulichung möchten wir eine im Volksmund gern verwendete Metapher anführen: „Man kann ein Pferd auf unterschiedlichen Wegen zur Tränke führen, aber trinken muß es selbst."

Nach unserer Erfahrung geschieht es häufig, daß Fragen des Beraters von den Ratsuchenden nicht beantwortet werden. Zwar reagieren sie durchaus auf das Gefragte mit ausführlichen Schilderungen, diese stellen jedoch keine „angemessene" Antwort dar. Der Berater muß hier die Balance finden zwischen der Anerkennung der Abwehr des Klienten und der Relevanz einer Antwort. Er kann z. B. die Frage wiederholen oder sie zu einem späteren Zeitpunkt erneut stellen, er kann das Ausweichen thematisieren oder die Abwehr registrieren und sie für die Bildung weiterer Hypothesen nutzen.

Häufig wird die Frage zur Diskussion gestellt, ob die Beratung und Psychotherapie schwuler Männer nicht ausschließlich schwulen Beratern obliegen sollte. Wir befürworten diese Einstellung nicht rundheraus. Wohl aber erwarten wir, daß der/die heterosexuelle BeraterIn gleichgeschlechtlich Liebenden grundsätzlich mit Akzeptanz begegnet. Ebenso setzen wir voraus, daß er oder sie sich ausführlich mit den bei diesen Menschen typischen Phänomenen, mit ihren besonderen Lebensbedingungen und den daraus resultierenden Lebensstilen beschäftigt hat. Nötig sind außerdem ausreichende persönliche, aus privaten und beruflichen Zusammenhängen gewonnene Erfahrungen mit gleichgeschlechtlich Liebenden. Erfahrungsmangel und unbewußte Unsicherheiten werden von diesen Paaren nämlich schnell gespürt und haben einen sehr negativen

Einfluß auf die therapeutische Arbeit. In solch einem Fall sind folgende gegensätzliche Reaktionen zu beobachten: Entweder das Paar schont den Berater und zieht sich innerlich zurück, oder es versucht, den Berater von der Güte der gleichgeschlechtlichen Partnerschaft zu überzeugen, ihn also für sich zu gewinnen.

Der Berater befindet sich nach dem Prinzip der Kybernetik zweiter Ordnung mit den zu Beratenden in einem gegenseitigen Beeinflussungssystem. Danach konstruiert das System Berater und Ratsuchende während des Beratungsprozesses eine neue Wirklichkeit, d. h. eine andere Sichtweise der aktuellen Situation. Das Beraterteam führt immer wieder neue Blickwinkel in den Wahrnehmungsprozeß des Paares ein und schafft dadurch eine neue „Partnerschaftsgeschichte". Berater ohne Erfahrungen mit gleichgeschlechtlichen Lebensstilen und ohne entsprechende Kenntnisse können nicht in der gleichen Weise fokussieren wie gleichgeschlechtlich liebende Berater. Sie greifen eher auf ihnen bekannte Muster (z. B. heterosexuell normierte Verhaltensweisen im Paargeschehen) zurück und lassen viele wichtige Aspekte der gleichgeschlechtlichen Paardynamik unberücksichtigt. Durch den Mitgestaltungseffekt des Beraterteams ist es dem Paar dann nur noch bedingt möglich, seine Aspekte einzubringen.

Die Konstruktion einer therapeutisch hilfreichen Wirklichkeit setzt ausreichende persönliche und berufliche Erfahrungen voraus. Sie ermöglichen unkomplizierte weiterführende Fragen und eine ideenreiche hypothesen- und erfahrungsgeleitete Weiterentwicklung der Paardynamik, ohne auf heterosexuell normierte Muster zurückgreifen zu müssen.

Unseres Erachtens ist somit eine Übereinstimmung der sexuellen Orientierung nicht zwingend notwendig. Wir konnten zudem feststellen, daß auch eine solche Konstellation nach dem Prinzip der Kybernetik zweiter Ordnung hinderlich sein und negative Beeinflussungen zeitigen kann. Beiderseitige Unkenntnis und Unsicherheit sind hier zwar seltener, es besteht jedoch die Gefahr der gegenseitigen Projektion. Persönliche Erfahrungswerte des Beraters können überbewertet werden oder ihren Spiegel in der Paardynamik des zu beratenden Paares finden. Die Gefahr der Identifikation ist bei dieser Berater-Klienten-Konstellation weitaus höher als bei ungleicher sexueller Orientierung der Beteiligten, da es hier zu einer vorschnellen Solidarisierung kommen kann.

Die Arbeit der Berater bedarf daher in jedem Fall einer umfassenden und fundierten Supervision. Das eben Ausgeführte findet hier eine Entsprechung in der Frage, ob nur ein schwuler Supervisor den schwulen Berater schwuler Paare supervidieren soll. Unsere Antwort ist eindeutig: Für die Begleitung und Bearbeitung dieser spezifischen Beratungs-Konstellation ist unseres Erachtens ein erfahrener schwuler Supervisor am besten geeignet.

## 5.2 Die verschiedenen Rollen und Funktionen

Im Interaktionsprozeß zwischen Berater und Paarsystem werden an den Berater die verschiedensten Erwartungen im Hinblick auf seine Rolle gestellt. Gemäß den oben beschriebenen Grundhaltungen des Beraters sollten diese Rollen flexibel angenommen werden. Welche Rolle er in welcher Gesprächsphase einnimmt, entscheidet er entsprechend der zu testenden Hypothesen und des zu erreichenden Ziels. Grundvoraussetzung bleibt Allparteilichkeit und Distanz.

Häufig wird erhofft, daß der Berater die individuelle Sichtweise unterstützt. Dabei besteht die Gefahr, daß er in die Rolle des „Rechtgebers“ gedrängt wird. Folgende Liste, die von den Teilnehmern des Curriculums zusammengestellt wurde, zeigt, welch unterschiedliche Rollen und Funktionen von einem Berater erwartet werden:

- Berater
- Anleiter
- Befähiger
- Fachmann
- Friedensstifter
- Mittelsmann
- Überweiser
- Forderer
- Schlichter
- Diskussionsleiter
- Vermittler von Diensten
- Koordinator
- Gutachter
- Krisenbestätiger

- Krisenbewältiger
- Stabilisator
- Retter
- Vermittler
- Katalysator
- Regelsetzer
- Tabu-„Brecher“
- Experimentator
- Modell

## 5.3 Anforderungen an die Qualifikation

Die Arbeit mit Paaren oder größeren Systemen ist grundsätzlich komplexer als die Beratung von Einzelpersonen. Neben der Informationsvielfalt erfordert vor allem das aktuelle Interaktionsgeschehen und das Einbeziehen aller Beteiligten höchste Aufmerksamkeit und Erfahrung. Die Grundhaltung des Beraters und das daraus resultierende Basisverhalten sollten daher selbstverständlich umgesetzt werden können, was nur möglich ist, wenn er über entsprechend umfangreiche Erfahrungen in der Einzelberatung verfügt. Der Anfänger sollte also niemals mit der Beratung von Paaren in die Beratertätigkeit einsteigen.

Zunächst benötigt der Berater eine Grundausbildung, um Basisvariablen zu erlernen. Hierfür erscheint uns die Beraterschulung nach dem Konzept der Deutschen AIDS-Hilfe durchaus ausreichend. Da persönliche Erfahrungen und Werthaltungen des Beraters den Beratungsprozeß nachhaltig beeinflussen, halten wir darüber hinaus ein hohes Maß an Selbsterfahrung und Selbstreflexion für unverzichtbar. Hierzu gehört das Aufarbeiten der eigenen Familiengeschichte, wodurch der eigene familiäre Hintergrund bewußt gemacht und eigene Werte und Normen in bezug auf Partnerschaft deutlich werden. Dies ist in der Regel nur in einer therapeutischen Weiterbildung, einer Eigentherapie oder einer Familienrekonstruktion möglich.

Für die Beratungstätigkeit kann es unterstützend sein, wenn der Berater selbst in einer Partnerschaft lebt. „Betroffenenkompetenz“ allein reicht jedoch bei weitem nicht aus. Notwendig ist Selbstreflexion im Hinblick auf die Motivation, mit Paaren bzw. zum Thema Partnerschaft arbeiten zu wollen, wie auch eine kritische Selbstprüfung, ob ausreichend Kompetenzen und Erfahrungen für diese Arbeit vorhanden sind. Offenheit gegenüber unterschiedlichen Lebensstilen und Paarkonzepten ist ebenso erforderlich wie die Aneignung von Spezialwissen über die Arbeit mit Paaren, insbesondere gleichgeschlechtlichen. Unverzichtbar ist außerdem eine die Beratungsarbeit begleitende Supervision. Auch wenn wir mit diesem Buch zur Arbeit mit Paaren anregen wollen, kommen wir nicht umhin, an dieser Stelle auf die Bremse zu treten, um vor einer vorschnellen Entscheidung für diese Tätigkeit und einer Unterschätzung ihres Schwierigkeitsgrades zu warnen.

Die im Kapitel 4 dargestellten Techniken könnten darüber hinaus dazu verleiten, einzelne von ihnen herauszugreifen, um sie „mal auszuprobieren". Wir weisen daher deutlich darauf hin, daß Interventionen immer hypothesenüberprüfend einzusetzen sind und in ein grundlegendes Beratungsverständnis und Beraterverhalten eingebettet sein müssen. Wir möchten damit verhindern, daß unerfahrene Berater eine ungewöhnlich anmutende und deshalb faszinierende Technik unangemessen und unreflektiert einsetzen. Außerdem ist bei Anfängern häufig zu beobachten, daß sie eher zuviel intervenieren und damit der Problemdarstellung wie auch der Wirkung und Bearbeitung der Interventionen zu wenig Raum geben.

## 5.4 Das Setting

Psychologische Beratung ist eine Dienstleistung. Die Rahmenbedingungen sind der Leistung entsprechend zu gestalten, was in der Verantwortung der Einrichtung und damit der Berater selbst liegt. Das Paar als Nutzer dieses Angebots sollte erfahren, auf welche Bedingungen es sich einläßt und ob das Angebot seinen Bedürfnissen entspricht.

### 5.4.1 Der äußere Rahmen

Wie für jede andere Art der Beratung, so sollte auch für die Arbeit mit Paaren ein Raum zur Verfügung stehen, der nur Beratungszwecken dient, genügend groß und diskret zugänglich ist. Neben ausreichend Mobiliar, das sachlich, aber einladend ist, sollte der Berater die für seine Arbeit notwendigen Utensilien – z. B. Papier für ein Genogramm oder Bauklötze für die Skulpturarbeit – in greifbarer Nähe haben, um den Beratungsablauf nicht unterbrechen zu müssen.

Die finanzielle Situation vieler AIDS-Hilfen und Beratungsstellen macht es nicht gerade leicht, diesen Anforderungen zu entsprechen. Wir halten es dennoch für notwendig: Ein Spießrutenlauf durch andere Büros unter den Blicken der Mitarbeiter hat schon etliche Klienten davon abgehalten, die Einrichtung nochmals aufzusuchen oder sie weiterzuempfehlen. Da sich Klienten beim Aufsuchen einer Beratungsstelle oft überproportional beobachtet fühlen, was ihre Bereitschaft zur Öffnung hemmt, gilt es, durch die Lage und Ausstattung des Beratungsraumes ein größtmögliches Maß an Anonymität und Seriosität herzustellen.

Zu Beginn der Gespräche werden dem Paar Arbeitsweise und Aufgabenverteilung erläutert. Ebenso ist über die Rahmenbedingungen der Einrichtung zu informieren, um Unsicherheiten abzubauen. Hierzu gehört auch zu klären, ob und welche Kosten für die Ratsuchenden entstehen.

In der Arbeit mit Paaren reichen die allgemein üblichen 50 Minuten pro Sitzung häufig nicht aus. Wir gehen daher von 60- bis 70-minütigen Sitzungen aus und organisieren die Termine im 90-Minuten-Rhythmus. Fünf bis zehn Minuten vor dem Sitzungsende sollte man auf dessen Herannahen hinweisen, damit Paar und Berater entscheiden können, welche Informationen sie jetzt noch einbringen wollen.

Wird nach dem Erstgespräch eine feste Anzahl weiterer Gespräche vereinbart, können diese immer zur gleichen Zeit stattfinden. Manchmal ist es aber schwierig – vor allem, wenn zwei Therapeuten beteiligt sind –, einen für alle passenden Termin zu finden. Wir arbeiten deshalb mit flexiblen Terminabständen, um die folgende Sitzung, z. B. wegen einer gestellten Beobachtungsaufgabe, auch später ansetzen zu können. In unserer Arbeit haben sich Terminabstände von drei Wochen als effektiv erwiesen. Außerdem ist uns bewußt, daß unsere Aufgabe als Katalysatoren auf die Sitzung beschränkt ist. Die Wirkung unserer Interventionen zeigt sich ja erst im Alltag des Paares, so wie neue Absprachen erst im Alltag umgesetzt und auf ihre Tauglichkeit überprüft werden können.

Wir empfehlen, zunächst fünf Gespräche zu vereinbaren mit der Maßgabe, bei Bedarf weitere fünf anzubieten. Hierdurch wird die

Grundlage für einen Beratungsprozeß geschaffen, in dem sich das Paar angemessen öffnen kann. Diese Frequenz beinhaltet, daß ein Problem durchaus nach so kurzer Zeit bearbeitet sein kann, läßt aber ebenso offen, ob eine Weiterführung der Gespräche notwendig ist. Die letzte Hälfte des fünften Gesprächs dient daher immer der Reflexion der bisherigen Gespräche, um neue Absprachen zu treffen oder die Begleitung zu beenden.

### 5.4.2 Allein oder zu zweit?

Wir haben in diesem Buch immer wieder Beispiele und Hinweise auf die co-beraterische Arbeit gegeben und erläutert, daß wir Paarberatungen grundsätzlich zu zweit anbieten. Wir wollen diese Situation hier noch einmal deutlicher reflektieren und einige wichtige Hinweise für diese Form der Teamarbeit geben.

Dieser Abschnitt soll nicht der kontroversen Diskussion zuarbeiten, ob Beratung grundsätzlich mit einem Berater oder in Co-Arbeit durchgeführt werden soll. Wir wollen an dieser Stelle ein klares Plädoyer für die Arbeit zu zweit abgeben und zu dieser ermutigen.

Das ratsuchende Paar trifft also auf ein kollegial-fachliches Beraterpaar. Zunächst mag dieses Setting für die beiden Berater verunsichernd sein, wird man doch in seiner Arbeit von einem Fachmann „beobachtet", damit das eigene Verhalten bewußter wahrgenommen und eventuell verändert wird. Dem Anfänger sei empfohlen, dieses Setting zunächst mit einem ihm vertrauten Kollegen auszuprobieren, was auch die hierfür notwendigen Absprachen erleichtert. So sollte der eine Berater das Gespräch führen, während der Co-Berater andere Aspekte beobachtet (z. B. die nonverbalen Reaktionen desjenigen Partners, an den gerade keine Frage gerichtet wird). Der Co-Berater kann das Beobachtete je nach Vereinbarung entweder jederzeit während des Gesprächs (z. B. in Form des *Reflecting Team*) oder in einer durch den gesprächsführenden Berater angekündigten Pause mitteilen. Der Berater kann dieses nun aufgreifen und dem Paar zunächst als Meinung seines Kollegen präsentieren. Auf diesem Wege können durchaus auch gewagte Hypothesen geäußert werden, ohne die aktuelle Berater-Paar-Beziehung zu gefährden: Sie gelten immer als „die Sichtweise meines Kollegen", von welcher sich der Berater auch distanzieren kann. Beim nächsten Gespräch können die Aufgaben dann anders aufgeteilt werden.

In der Abschlußphase der Beratung kann eine ähnliche Rollenverteilung stattfinden: Die Berater nehmen gegensätzliche Standpunkte – Veränderung/Konsolidierung, pro/kontra, Haltung des einen/anderen Partners – ein, wodurch sich beide Systemmitglieder repräsentiert finden.

Auch Techniken wie das *Reflecting Team* sind nur in diesem Setting umsetzbar.

Wir spüren immer wieder, daß die Arbeit zu zweit bereichert, und haben häufig den Eindruck, daß die Fülle an Informationen, die ein Paar verbal und nonverbal präsentiert, allein nicht vollständig aufzunehmen wäre. Gemäß dem Motto „vier Augen sehen mehr als zwei" kann der gesprächsführende Berater gelassener die Gesprächsatmosphäre gestalten und seine Hypothesen verfolgen. Er kann sich sicher sein, daß der Co-Berater aus seiner entspannteren Beobachtungsperspektive andere Aspekte deutlicher wahrnimmt und sie an geeigneter Stelle ins Gespräch einbringen wird.

Berater haben immer auch Modellfunktion. Der produktive Kommunikationsverlauf zwischen ihnen, die Absprache und das Einhalten von Umgehensweisen, das Berücksichtigen unterschiedlicher Meinungen und das Erarbeiten eines Konsenses können vom Paar erlebt und erprobt werden und erweitern dessen Handlungsrepertoire.

### 5.4.3 Die Gefahr der Koalition

Grundsätzlich besteht in jedem Gespräch die Gefahr, daß einer der Berater eine Koalition mit einem der Partner eingeht. Doch auch die Wahl des Settings kann dies forcieren, z. B. durch die Bitte eines Partners um ein Einzelgespräch oder ein Telefonat, in dem Informationen gegeben werden, die dieser Partner nicht im Paargespräch mitteilen möchte.

Zunächst klären wir den Partner darüber auf, daß dadurch „Geheimnisse" und tabuisierte Themen entstehen, und erläutern unsere Regeln, falls dieses Gespräch zustande kommt. Es gilt, daß der andere Partner über den Inhalt dieses Gesprächs von seinem Partner selbst informiert wird. Der Berater läßt sich die Erlaubnis geben, alle Informationen dieses Gesprächs im Paargespräch verwenden zu dürfen, d. h., es gibt keine Geheimnisse gegenüber der dritten Person.

Eine vergleichbare Situation tritt ein, wenn eine Beratung zunächst als Einzelgespräch begonnen wurde und der Partner erst zu einem späteren Zeitpunkt dazukommt.

In beiden Fällen widmen wir im Folgegespräch dem hinzukommenden Partner mehr Aufmerksamkeit mit dem Hinweis, daß zwischen dem Berater und dem Einzelklienten bereits ein vertrauterer Kontakt bestehe. Dies wird durch die erhöhte Aufmerksamkeit auszugleichen versucht. Wir lassen uns außerdem berichten, was der hinzukommende Partner über den Inhalt der Einzelgespräche weiß, und ermöglichen es ihm, seine Standpunkte dazu zu erläutern.

# 6. Curriculum „Systemische Beratung schwuler Paare"

## 6.1 Wie die Idee zu diesem Curriculum entstand

Das Thema „Schwule Partnerschaft" und deren Typologien, Phasen, Infektionsrisiken und -wahrscheinlichkeiten wurden in der AIDS-Prävention längere Zeit vernachlässigt, obgleich Paarbildung und Partnerschaft schon immer Aspekte gewesen sind, die in jeder Beratung zu HIV und AIDS zur Sprache kommen. Heute, da das Thema breiter diskutiert wird, zeigen sich bei vielen Mitarbeitern Defizite, was entsprechende Informationen und eine angemessene Auseinandersetzung angeht.

Wir haben in zahlreichen Workshops immer wieder das systemische Denken und seine Anwendung auf die Beratung schwuler Männer und Paare vermittelt. Auf dem jährlichen Treffen der Rosa Hilfen zu Pfingsten 1994 formulierten einige Teilnehmer den Wunsch nach einem intensiveren Einstieg in die systemische Beratungsarbeit und deren Übertragung auf gleichgeschlechtliche Partnerschaften. Wir signalisierten unsere Bereitschaft, und es war dem Engagement Jürgen Wenkes von der Rosa Strippe Bochum zu verdanken, daß wir über die Deutsche AIDS-Hilfe eine ausbildungsähnliche fünfteilige Seminarreihe anbieten konnten. Die Ziele, die wir damals für diese Seminarreihe formulierten, decken sich mit den Zielen dieses Buches und sind bereits in der Einleitung beschrieben.

Das Curriculum fand zwischen Februar und November 1995 statt. Es war schon nach kurzer Anmeldefrist belegt, weshalb viele Interessierte vertröstet und auf eine Warteliste gesetzt werden mußten. Schließlich nahmen 18 ehrenamtliche Mitarbeiter aus der gesamten Bundesrepublik als geschlossene Gruppe teil.

Die Gruppe empfand sich schnell als unterstützend, so daß beste Voraussetzungen für eine produktive Zusammenarbeit geschaffen waren. Unser Ziel, Neugier und Interesse zu fördern, neue Sichtweisen auf gleichgeschlechtliche Paarbeziehungen einzuführen und Anregungen für die Beratungsarbeit zu geben, konnten wir somit erreichen.

Der Einstieg in das Thema, das Umstellen tradierter Denkmuster und die Fülle an Informationen wurden als anstrengend, zugleich jedoch als hochgradig anregend und das gesamte Curriculum als erfolgreich beurteilt.

## 6.2 Zur Didaktik des Curriculums

Das Curriculum stellt eine Mischung aus Wissensvermittlung, Selbsterfahrung und Training dar. Uns lag viel daran, die Theorie so praxisnah wie möglich zu vermitteln, um den erfolgreichen Transfer in den Berateralltag zu unterstützen. Viele Übungen dienten deshalb Demonstrationszwecken oder zielten auf die praktische Anwendung ab.

Die Auswahl der jeweils durch den thematischen Aufbau der Wochenenden bestimmten Übungen war zugleich darauf gerichtet, den systemischen Gedanken zu transportieren. So fanden sich z. B. für jedes Wochenende jeweils drei Teilnehmer zu einer Triade zusammen, um in dieser vorgegebene Aufgaben zu bearbeiten, aber auch, um die Triade als systemische Grundeinheit kennenzulernen.

In der Beraterausbildung messen wir der Selbsterfahrung einen hohen Stellenwert bei. Wir förderten deshalb die Auseinandersetzung mit den eigenen Werten und Normen und den bisherigen Erfahrungen mit Partnerschaft, Konflikt- und Krisenverhalten sowie dem Beraterverhalten. Außerdem nutzten wir auf diese Weise die enormen Ressourcen der zum Teil hochqualifizierten Teilnehmer, was sich letztlich in vielen in diesem Buch genutzten Ergebnissen widerspiegelt.

Das Training des Beraterverhaltens erfolgt über das Rollenspiel. Unser Ziel ist weniger, möglichst lebensnahe Beratungssituationen nachzustellen, als vielmehr einen Rahmen zu schaffen, in dem auf der Grundlage des bisherigen Beraterverhaltens neues Verhalten erprobt und dessen Auswirkungen beobachtet werden können. Auf diese Weise kann das neue Beraterverhalten vor allem in bereits vorhandene Kompetenzen integriert werden.

Auf Wunsch der Teilnehmer wurden die Arbeitseinheiten durch lockernde Körperübungen und Übungen zur Körperwahrnehmung eingeleitet oder unterteilt, um die Konzentrationsfähigkeit der Teilnehmer auf einem möglichst hohen Niveau zu halten.

## 6.3 Beschreibung der fünf Wochenenden

Mit der folgenden Kurzdarstellung der einzelnen Wochenenden wollen wir Inhalte und Schwerpunkte des Curriculums erläutern, um den Schulungsprozeß nachvollziehbar zu machen und Interesse zur eigenen Weiterbildung zu wecken. Außerdem stellen wir diejenigen Inhalte und Ergebnisse ausführlicher dar, die in diesem Buch bisher noch keine Erwähnung fanden. Das Dargestellte ist jedoch nicht im Sinne eines Handbuchs zur Durchführung eines Trainings zu verstehen.

### 6.3.1 Das 1. Wochenende: Einführung in systemische Beratung und Kommunikationsformen

**Kennenlernen und Erwartungen der Teilnehmer**

Das gegenseitige Kennenlernen der Teilnehmer und Leiter und das Bilden einer tragfähigen Gruppenstruktur bildete den Beginn des Gruppenprozesses. Dabei lernten die Teilnehmer die Arbeitsweise der Trainer kennen und konnten sich so auf den weiteren Ablauf einstellen. Als Trainer konnten wir dann an jedem folgenden Wochenende auf diese Grundlage zurückgreifen. Die Teilnehmer machten sich außerdem die Herkunft und Bedeutung ihrer Vornamen bewußt und schilderten damit einen wichtigen identitätsstiftenden Teil ihrer Persönlichkeit.

Zu diesem Prozeß gehörte auch, daß sich die Teilnehmer ihrer an das Seminar gestellten Erwartungen bewußt wurden und wir unser Schulungskonzept vorstellten.

**Grundlagen: Fünf Axiome zur menschlichen Kommunikation**

Der erste Theorieteil bestand in der Vermittlung der fünf Axiome zur menschlichen Kommunikation von Paul Watzlawick u. a. (1969). Die nachfolgend skizzierten Axiome stellten wir auch den Teilnehmern als Arbeitshilfe zur Verfügung. Mittels Rollenspiel-Demonstrationen wurden diese Grundsätze bildhaft erläutert und ihre Praxisrelevanz veranschaulicht. Interessant war, daß die sonst eher als trockene Theorie empfundenen Axiome auch außerhalb des Seminars lebhaft diskutiert und überprüft wurden.

*Axiom 1:* Man kann nicht nicht kommunizieren.

In einer zwischenpersönlichen Situation hat alles Verhalten einen Mitteilungscharakter, da es immer die anderen Kommunikationspartner in deren Verhalten beeinflußt: Handeln oder Nichthandeln, Worte oder Schweigen usw.

*Axiom 2:* Jede Kommunikation hat einen Inhalts- und einen Beziehungsaspekt, derart, daß letzterer den ersteren bestimmt und daher eine Metakommunikation ist.

Neben der reinen Vermittlung von Daten und Informationen (Inhaltsaspekt) gibt es immer auch eine Information darüber, wie mit diesen Daten umgegangen werden soll oder wie der Partner sie verstanden haben möchte (Beziehungsaspekt).

*Axiom 3:* Die Natur einer Beziehung ist durch die Interpunktion der Kommunikationsabläufe seitens der Partner bedingt.

Interaktion ist nicht linear, sondern kreisförmig. Das eine Verhalten als Ursache, ein anderes als dessen Folge zu interpretieren, hängt von der jeweiligen Interpunktion ab. Diese ist letztendlich aber willkürlich. „Er lachte, da er glaubte, sie träfen ihn nicht – es war ihm noch nicht klar geworden, daß sie sich übten, ihn nicht zu treffen." (Bertold Brecht: Der Tod des Cesare Malatesta)

*Axiom 4:* Menschliche Kommunikation bedient sich digitaler und analoger Modalitäten. Digitale Kommunikationen haben eine komplexe und vielseitige logische Syntax, aber eine auf dem Gebiet der Beziehungen unzulängliche Semantik. Analoge Kommunikationen dagegen besitzen dieses semantische Potential, ermangeln aber die für eindeutige Kommunikation erforderliche logische Syntax.

Es gibt grundsätzlich verschiedene Weisen, in denen Objekte dargestellt und damit zum Gegenstand von Kommunikation werden können. Sie lassen sich entweder durch eine Analogie (z.B. eine Zeichnung) ausdrücken oder durch einen Namen. Namen sind willkürlich und benötigen zum Verständnis ein semantisches Übereinkommen.

*Axiom 5:* Zwischenmenschliche Kommunikationsabläufe sind entweder symmetrisch oder komplementär, je nachdem, ob die Beziehung zwischen den Partnern auf Gleichheit oder Unterschiedlichkeit beruht.

Symmetrische Beziehungen zeichnen sich durch Streben nach Gleichheit und Verminderung von Unterschieden aus (z. B. gleich stark, gleich gebildet, zwei Kollegen, zwei Schüler), während komplementäre Interaktionen auf sich gegenseitig ergänzenden Unterschiedlichkeiten basieren (z.B. stark und schwach, aktiv und passiv, Chef und Angestellter, Lehrer und Schüler).

**Definition: Subsysteme**

Nach der Erläuterung des Begriffs „Subsystem" trainierten die Teilnehmer in Kleingruppen die Erkennung von Beziehungs-Subsystemen schwuler Männer. Die dabei entstandene Sammlung haben wir in Kapitel 4.2.2 verwendet. In einem anschließenden Modell-Rollenspiel wurde das Einbeziehen verschiedener Mitglieder und Subsysteme durch unterschiedliche Fragen gezeigt.

**Grundlagen: Einführung in das systemische Denken**

Ein weiterer theoretischer Teil diente der Vermittlung von systemischem Hintergrundwissen. Hierzu gehörten

- Grundkenntnisse und Annahmen systemischen Denkens
- Diskurs zum Konstruktivismus
- Grundbegriffe der systemischen Beratung
- Historie und Grundlagen systemischer Paartherapie

Diese Themen wurden im Kapitel 1 dieses Buches ausführlich beschrieben.

**Grundlagen: Die Kommunikationstypologie nach Satir**

Satir (1990) beschrieb vier Kommunikationsmuster, die bei Menschen häufig in Streßsituationen zu finden sind. Die Einseitigkeit dieser Muster hat zur Folge, daß die Fülle der Kommunikation reduziert wird. Die psychisch anstrengenden Muster finden ihr Korrelat auf der körperlichen Ebene.

Den Mustern „Beschwichtiger", „Ankläger", „Ablenker" und „Rationalisierer" können Leitsätze zugeordnet werden. Satir fand hierzu außerdem folgende griffige Bilder:

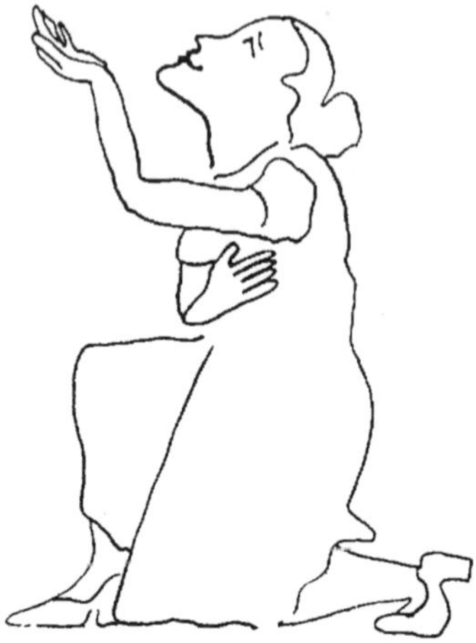

*Beschwichtiger:* z. B. „Ich bin nur auf der Welt, um dich glücklich zu machen – nur wenn du mich brauchst, bin ich etwas wert."

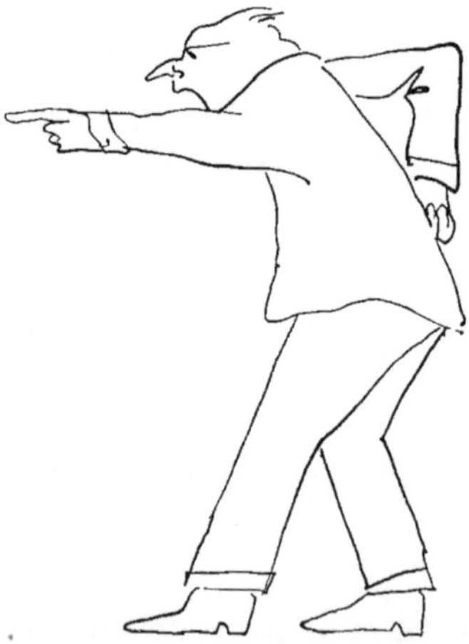

*Ankläger:* z. B. „Ich habe recht, und du bist schuld."

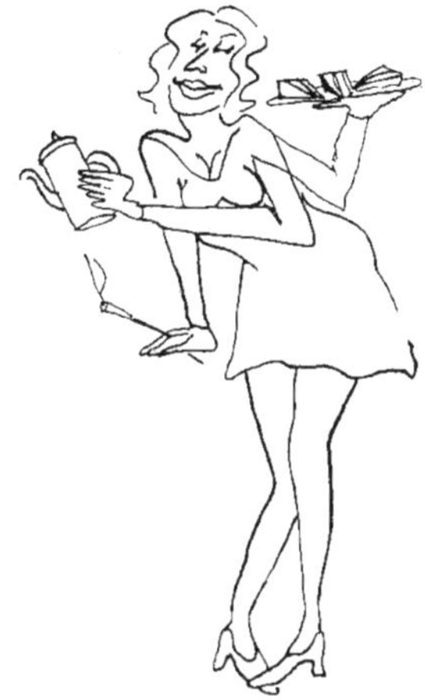

*Ablenker:* z. B. „Ich bleibe nie bei einem Thema und verhindere einen Austausch.“

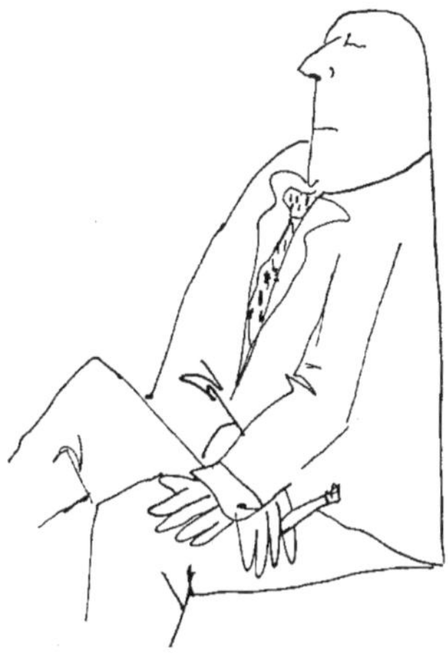

*Rationalisierer:* z. B. „Ich habe es verstanden und werde es dir erklären.“

Zwei Teilnehmer übernahmen jeweils eine Rolle für eine fiktive Auseinandersetzung. Die Gruppe riet, wie der Leitsatz beider gespielten Personen lauten könnte. Anschließend erläuterten wir beide Rollen, und die Teilnehmer stellten die Positionen körperlich übertrieben dar, um zu spüren, an welchen Körperpartien deutlich eine Überlastung wahrzunehmen war.

**Triadenarbeit: Freies Arbeiten in Dreiergruppen**

Das Ziel der Triadenarbeit stellten wir bereits dar. Den Triaden wurde freigestellt, wie und in welchem Umfang sie die beiden Abende gestalten, wobei sie jeweils eine von uns gestellte Aufgabe berücksichtigen sollten. Am ersten Abend stellten wir die Frage zur Diskussion, ab wann ein Paar eigentlich ein Paar ist. Zur Auseinandersetzung mit dem Wissen zu Subsystemen erhielten die Triaden für den zweiten Abend die Aufgabe: „Welches sind für mich persönlich die relevanten Subsysteme?"

### 6.3.2 Das 2. Wochenende: Prozesse schwuler Paare in Bindungen, Abgrenzungen und Ablösungen

**Selbsterfahrung: Subsysteme der Gruppe – welche Erfahrungen und „Meanings" bringe ich als Berater mit?**

Zunächst sollten sich die Teilnehmer ihrer eigenen auf Partnerschaft bezogenen Werte und Normen bewußt werden, indem die verschiedenen Erfahrungen und Einstellungen zum Partnerschaftserleben anhand einer Übung reflektiert wurden (z. B.: Wer lebt zur Zeit selbst in einer Partnerschaft? Welche Form der Partnerschaft wird gelebt?). Dies ergänzten wir um die Auseinandersetzung der Teilnehmer mit ihren persönlichen Erfahrungen und „Meanings" aus eigenen Partnerschaften oder mit dem Thema Partnerschaft allgemein.

**Definition: Was ist ein schwules Paar?**

In Kleingruppen erarbeiteten die Teilnehmer Definitionen für den Begriff „Schwule Partnerschaft". Daran wurde u. a. deutlich, wie schwierig die Fragen zu beantworten sind, ab wann sich zwei schwule Männer als Paar empfinden und ob es Unterschiede zur heterosexuellen Partnerschaft gibt.

**Rollenspiel: Wie organisiert ein Paar seine Beziehung?**

In Kleingruppen wurden Rollenspiele durchgeführt, bei denen ein Berater erstmals ein Paargespräch führen sollte. Das Ziel war nicht, ein problemorientiertes Beratungsgespräch nachzustellen, sondern durch interviewähnliche Fragen herauszufinden, wie das jeweilige Paar seine Beziehung organisiert (z. B.: Wie gestaltet das Paar den Alltag? Wie sind Rollen verteilt?).

**Grundlagen: Bindung – Grenzen – Ablösung**

Der Schwerpunkt dieses Wochenendes war, herauszufinden, inwieweit die Aspekte „Bindung", „Grenzen" und „Ablösung" durch Rituale, Verhaltensweisen, nonverbale und verbale Kommunikation sowie Affekte wahrgenommen oder ausgedrückt werden können. Dazu sammelten die Teilnehmer auf schachbrettartig ausgelegten Plakaten ihre Ideen, die unten wiedergegeben sind. Hierbei wurde erneut deutlich, daß gleichgeschlechtliche Paare gegenüber heterosexuellen viel weniger Möglichkeiten haben, diese Aspekte zum Ausdruck zu bringen, oder daß sie diese bisher nicht entsprechend nutzten (z. B. das Tragen eines Ringes). Die Ergebnisse dieser Übung sind in Kapitel 3 dieses Buches eingegangen.

**Rollenspiele: Bindungen – Grenzen – Ablösung**

In Berater-Rollenspielen erhielten die Teilnehmer die Möglichkeit, die in der vorherigen Übung gesammelten Aspekte systematisch zu beobachten. Zu diesem Zweck wurden eindeutige Beobachteraufgaben verteilt, indem bei nachgestellten Beratungsgesprächen, die thematisch vorgegeben wurden, nur einer dieser Aspekte herausgegriffen wurde.

**Grundlagen: Entwicklungsstufen schwuler Beziehungen**

Dieser theoretische Teil vermittelte die in Kapitel 3 ausführlich beschriebenen Entwicklungsstufen nach McWhirter und Mattison (1986). Die Teilnehmer erhielten eine Zusammenfassung.

**Triadenarbeit: Freies Arbeiten in Dreiergruppen**

In Triaden beschäftigten sich die Teilnehmer diesmal mit der Frage, welche Auswirkungen das vorangegangene Seminarwochenende auf die eigene Beziehung hatte. Außerdem wurde die Selbstreflexion angeregt, indem darüber gesprochen werden sollte, welche Fähigkeiten und Eigenschaften man habe, eine Beziehung frisch und interessant zu gestalten.

### Gruppenergebnis der Übung „Bindungen – Grenzen – Ablösung"

**Rituale**

*Bindungen*

- Schmuck, Ringe
- Partnerschaftsvertrag
- Essen gehen
- bekanntgeben/feiern
- Hochzeitstag, z. B. mit Freunden feiern
- Kleidung gemeinsam tragen
- Jahresabo für die Oper
- in gemeinsame Wohnung ziehen
- Möbel gemeinsam anschaffen
- Verwandte besuchen, z. B. an Festtagen/Weihnachten mit zu den Eltern gehen
- gemeinsamer HIV-Test
- Unsafe Sex, z. B. Samenschlucken
- Blumen mitbringen

*Grenzen der Personen*

- eigene Wohnung/Zimmer/Schrank
- eine Woche im Jahr allein in Urlaub fahren
- Freundschaftsring zu bestimmten Zeiten/Anlässen/Situationen nicht tragen
- starke Betonung des „Gleichheitsprinzips"

*Grenzen des Paares*

- gemeinsame Wohnung/Auto
- „Ehe"-Ring
- gleiche Kleidung, zueinander passend
- zu zweit immer ins gleiche Lokal essen gehen
- Frühstück zu zweit und zu Hause
- gemeinsamer Nachname
- gemeinsames Testament
- Reise zu zweit

*Ablösung*

- Briefe und Fotos des anderen vernichten
- Sachen des anderen zurückschicken

- Wohnungsschlüssel zurückgeben
- Trennungsbrief schreiben
- Trennungsfeier veranstalten
- Testament widerrufen
- Auszug
- Georgette Dee hören

**Verhaltensweisen**

*Bindungen*

- gemeinsame Wohnung suchen und/oder bewohnen
- Urlaub/Reisen
- gemeinsam zu Einladungen/Festen gehen
- Heirat/Testament/Partnerschaftsvertrag
- große sexuelle Aktivität in der Beziehung
- zusammen zum Therapeuten gehen
- gemeinsam Probleme besprechen/lösen
- ohne Anlaß Blumen schenken
- sehr viel Freizeit miteinander verbringen
- einander Gedichte schreiben
- gemeinsame Zahnbürste
- im Petersdom vor den Augen des Papstes sich Zungenküsse geben

*Grenzen der Personen*

- einer besucht allein ein schwules Seminar
- heimliche Nebenbeziehung
- Geheimnisse
- allein oder mit anderen in Urlaub fahren
- getrennt wohnen, sich seltener sehen
- alleine schlafen
- „mauern", sich im Bett wegdrehen
- Essen anbrennen lassen
- Zeitverzögerung zulassen, so daß der andere wichtige Termine verpaßt
- eigene Hobbys

*Grenzen des Paares*

- Hand in Hand durch die Stadt gehen
- gemeinsame Rechtsschutz- und Hausratversicherung
- viel Zeit miteinander verbringen
- gleiche oder ähnliche Kleidung, Sprache usw.

– ein Haustier halten
– Kondombenutzung nicht in der Beziehung, aber außerhalb

*Ablösung*
– weniger reden, schreiben, telefonieren
– nur noch getrennt verreisen
– abends gleich einschlafen (statt Nähe, Sex usw.)
– keine gemeinsamen Mahlzeiten mehr
– weniger gemeinsame Aktivitäten
– Kopfschmerzen, Migräne => Rückzug
– (viele) sexuelle Außenbeziehungen
– zuerst jemand anderen fragen

**Nonverbale Kommunikation**
*Bindungen*
– umarmen, händchenhalten, viel Körperkontakt
– inniges, häufiges Küssen
– häufiger Blickkontakt
– nur noch gemeinsame Bettdecke benutzen
– vom getrennten zum gemeinsamen Schlafzimmer

*Grenzen der Personen*
– sich vom anderen weit wegsetzen
– sich körperlich abwenden
– kein Blickkontakt
– nicht antworten
– Sex (nur) mit mir (Auto-Sex)
– alleine schlafen
– Zimmertür zu: Friedhofsschild rausgehängt

*Grenzen des Paares*
– Wohnungstür mit Namensschild
– sich umarmen, küssen, den Partner an sich ziehen, händchenhalten
– dem Partner Zucker und Milch in den Kaffee geben

*Ablösung*
– Schweigen wird immer länger
– den anderen übersehen/ignorieren
– Blumen des Freundes vertrocknen lassen
– vom gemeinsamen zu getrennten Schlafzimmern

– auseinander setzen, nicht berühren, wegschauen
– kein Sex mehr
– keine Antworten mehr geben

**Verbale Kommunikation**

*Bindungen*

– Ich liebe dich!
– Du bedeutest mir viel!
– Kosenamen
– Ich möchte mit dir …
– Ich brauche dich!
– mein Freund/Mann/Partner usw.
– Sex nur mit dir!
– streiten

*Grenzen der Personen*

– Das will ich nicht!
– „Ich" statt „Wir"
– Ich brauche mehr Zeit/mehr Freiraum für mich!
– Ich brauche meine Ruhe!
– Ich möchte allein …
– Das ist meine Sache!

*Grenzen des Paares*

– „Wir"/„die anderen"
– Mein Mann und ich …
– über andere Paare lästern
– zur Schwiegermutter „Mami" sagen
– in Schutz nehmen gegenüber Dritten
– Ich möchte nur mit dir …

*Ablösung*

– Ich will mich von dir trennen.
– Damals waren wir …, heute bin ich …
– über den„Ex" lästern
– Du bist schuld …
– Ich hab heut schon was anderes vor.
– Ich ruf dich dann an/wir telefonieren.
– Ich will Sex mit anderen.
– Ich will dich nicht mehr sehen.

**Affekte**

*Bindungen*
- Liebe
- Vertrauen
- Schmetterlinge im Bauch
- sich wohlig, zu Hause, geborgen fühlen
- Mein Mann ist mein Traumprinz.

*Grenzen der Personen*
- Ärger über die offene Zahnpastatube
- introvertiert, traurig und zurückgezogen sein
- Gleichgültigkeit gegenüber der Beziehung/dem Partner
- Aggression bei Grenzverletzung
- eigene Zimmertür wütend mit lautem Knall schließen

*Grenzen des Paares*
- Eifersuchtsgefühle, z. B. beim Ausgehen in die Szene
- die gemeinsame Vergangenheit
- Wir lieben beide lange Spaziergänge.

*Ablösung*
- Verachtung
- Desinteresse
- Mißtrauen
- Haß
- Aggressionen
- Potenzprobleme
- keine Gefühle mehr für den anderen, innere Leere

### 6.3.3 Das 3. Wochenende: Das (Erst-)Interview mit schwulen Paaren

Diesem Thema wurde ein ganzes Wochenende gewidmet, da der Beratungsalltag eines ehrenamtlichen Mitarbeiters überwiegend aus Gesprächen besteht, die im Therapieverlauf als Erstgespräch oder Erstinterview bezeichnet werden. Aus systemischer Sicht werden dabei andere Dinge beachtet als in Beratungssettings anderer konzeptioneller Ansätze.

#### Übung: Joining

Zum Einstieg wurde der Begriff „Joining“ (siehe 4.1.1) auf den Gruppenprozeß übertragen. Dazu erhielten die Teilnehmer die Aufgabe, ein Gruppenmitglied zu begrüßen und zu ihm einen ersten Kontakt aufzunehmen, wie es auch mit Klienten zu Beginn der Sitzung geschieht.

**Übung: Veränderungen**

Um die Sensibilität für Veränderungen zu erhöhen, baten wir die Teilnehmer, nach eigenen Veränderungen seit dem letzten Wochenende zu schauen und diese zu benennen.

**Theorie und Übungen: Phasen des Erstinterviews**

Zunächst wurde ein Überblick über das Erstinterview und dessen Einteilung in zehn Phasen gegeben. Vieles hierzu enthält das Kapitel 4 dieses Buches. Der Vollständigkeit halber sollen die Phasen, wie sie im Seminar vermittelt und eingeübt wurden, kurz erläutert werden.

*Phase I: Anmeldung und Datenerhebung*

Wir stellten dar, welche Informationen bereits bei der Anmeldung eingeholt werden können, z. B. Informationen über die Person des Anrufers, seine Problemschilderung, Daten zur Partnerschaft und zum Überweisungskontext.

*Phase II: Vorbereitung des Beraters*

Sie betrifft zum einen den Arbeitskontext und beinhaltet z. B. Fragen zur Unterstützung des Beraters bzw. zu dessen Eingebundenheit in die betreffende Institution, zum anderen die Person des Beraters mit Fragen zu dessen Kompetenz und Tagesform. Die Teilnehmer beantworteten diese Fragen für sich und brachten ihre Ergebnisse in die Großgruppe ein.

*Phase III: Vorbereitung des Raumes*

Hier wiesen wir darauf hin, wie wichtig für Berater und Klienten eine der Beratungssituation angemessene Gestaltung des Raumes und des Arbeitsplatzes ist.

*Phase IV: Datensichtung und Hypothesenbildung*

Wurden bereits bei der Anmeldung erste Daten erhoben, so werden diese in Vorbereitung auf das folgende Gespräch gesichtet und erste Hypothesen zum Problem des Paares gebildet. Wir erläuterten den Teilnehmern den Sinn der Hypothesenbildung. Kleingruppen erhielten zur Übung Karteikarten mit Anmeldedaten. Die gebildeten Hypothesen wurden in der Großgruppe vorgestellt.

*Phase V: Kontakt- und Aufwärmphase*

In dieser Phase stehen die Aspekte Aufbau von Vertrauen, Abbau von Ängsten, Wandel von Fremdheit zu Nähe, Wertschätzung und Respekt im Vordergrund. Dazu übten die Teilnehmer bereits zum Beginn des Wochenendes das *Joining* und stellten hier in Kleingruppen Beratungsszenen nach.

*Phase VI: Zuweisungskontext*

Wir betonten, wie wichtig es ist, abzuklären, auf wessen Initiative und Einfluß das Paar in die Beratung gekommen ist. Dies ermöglicht, das Paar als Subsystem einzubeziehen und erste Fragen zum Sinn und Zweck der Beratung zu stellen. Auch dieser Teil wurde in Rollenspielen geübt.

*Phase VII: Problemdefinition*

Auf die Definition und Schilderung des Problems sind wir im Kapitel 4 ausführlicher eingegangen. Ein von uns vorgeführtes Rollenspiel verdeutlichte den Teilnehmern das vermittelte Wissen.

*Phase VIII: Problemsichtveränderung*

Sie hat zum Ziel, von der individuellen Ebene auf die Beziehungsebene und hin zur Gesamtheit aller Subsysteme zu führen. In der Großgruppe übten wir das *positive Umformulieren* und das *Reframing*, indem Teilnehmer ein Problemverhalten benannten und die Gruppe Neuformulierungen ausprobierte.

*Phase IX: Kontraktphase*

Nach der Erläuterung, welche Aspekte beim Kontrakt zu berücksichtigen sind, wählten die Teilnehmer ein eigenes Problem aus, welches sie angehen wollten, und erarbeiteten für sich einen Kontrakt, den sie der Gruppe präsentierten.

*Phase X: Beenden der Sitzung*

Hierzu vermittelten wir das in Kapitel 4 unter der Überschrift „Abschlußkommentar" ausführlich beschriebene Wissen.

*Phase XI: Dokumentation und Auswertung*
Wir stellten vor, inwieweit wir Gespräche dokumentieren und wie deren Auswertung erfolgt. Hinweise dazu enthält ebenfalls Kapitel 4.

**Triadenarbeit: Freies Arbeiten in Dreiergruppen**
Für die Triade erhielten die Teilnehmer zur Selbstreflexion folgendes Thema: „Was müßte passieren, damit ihr mit eurem jetzigen oder zukünftigen Partner in eine Paarberatung gehen würdet?"

### 6.3.4 Das 4. Wochenende: Systemische Beratungs- und Interventionsformen unter Berücksichtigung unterschiedlicher Lebens- und Liebesskripte

Als Einstieg in das vierte Wochenende verwendeten wir typische systemische Techniken, um den Teilnehmern eigene Erfahrungen hiermit zu ermöglichen. Im Laufe des Wochenendes lernten sie dann Techniken zur Skalierung und Einschätzung ihres eigenen emotionalen Zustandes und ihrer Wünsche kennen. Hierzu nutzten wir verschiedene Möglichkeiten der Darstellung. Sie erhielten Gelegenheit, ihr derzeitiges Energiepotential verbal und symbolisch, z. B. mit einem Luftballon, zum Ausdruck zu bringen.

**Grundlagen: Geeignete systemische Beratungs- und Interventionsformen für schwule Paare**
In dieser Seminarsequenz stellten wir Beratungs- und Interventionsformen vor, die sich für die Arbeit mit schwulen Paaren anbieten. Sie deckten sich im wesentlichen mit den in Kapitel 4 beschriebenen Interventionsformen. Ihre Ziele, Indikationen, Vor- und Nachteile sowie ihr theoretischer Hintergrund wurden erläutert und mit den Teilnehmern diskutiert.

**Definition: Systemerkennung**
Auf der Grundlage des Wissens zu Subsystemen schwuler Paare wurden zwei Varianten der Systemerkennung und deren Analyse vertieft: die Erstellung von Genogrammen und die Arbeit mit Skulpturen.

Hierzu wurden Fallbeispiele vorgegeben, anhand derer die Teilnehmer die praktische Anwendung üben konnten. Zur Arbeit mit Skulpturen wurden verschiedene Möglichkeiten beschrieben und ausprobiert, z. B. mit Hilfe von Bauklötzen, Puppen oder Stühlen. Diese Systemerkennungsmethoden wurden erweitert durch entsprechende Fragen, z. B. inwieweit das Paar hieraus Informationen für sich und sein Problem ziehen kann.

Das Training fand in Kleingruppen statt. Die Ergebnisse und Erfahrungen wurden anschließend in der Großgruppe zusammengetragen und diskutiert.

Als zweiter Schwerpunkt wurden Fragetechniken aus dem systemischen Methodeninventar ausgewählt und bearbeitet. Fragen zum Ablauf von Verhaltensweisen, zu individuellen Erklärungen für Verhalten und Affekte, zu Unterschieden zwischen den Personen, zu Ausnahmen bezüglich auftretender Beschwerden, zu möglichen Lösungen, zurückliegenden Erfolgen und Stärken sowie den Ressourcen aller Beteiligten sind Wege, Informationen über die Dynamik des Paargeschehens zu erhalten. Das Ziel dieses Vorgehens ist, Erkenntnisse zu folgenden Fragekomplexen zu erlangen:

- Wie ist das Symptom in seiner Einbindung in die aktuelle Beziehung des Paares zu verstehen?
- Welchen Stellenwert hat das Symptom?
- Unter welchen Umständen tritt es auf?
- Welche Funktion nimmt es ein?

Zu diesen Kategorien wurden dann Frageformen erläutert, z. B. Fragen zur systemischen gegenseitigen Bedingtheit, zirkuläres Fragen anhand von Subsystemen und zur Beziehungsinterpretation. Mit Hilfe eines von uns vorgegebenen Rasters (siehe unten) konnten die Teilnehmer Fragen zu den einzelnen Kategorien formulieren. Dadurch wurde es ihnen ermöglicht, sich in neue Frageformen einzudenken und vielfältige Fragen zu systemisch relevanten Bereichen zu üben und zu entwerfen.

**Triadenarbeit: Freies Arbeiten in Dreiergruppen**

Auch an diesem Wochenende standen zwei Abende für die eigenständige Selbstreflexion in Triaden zur Verfügung.

Eine Triadenarbeit stand unter dem Motto „meine bisher liebsten Techniken/Interventionen/Vorgehensweisen in Beratungen". In dieser Runde machten sich die Teilnehmer bewußt, wo ihre Stärken und beraterischen Vorlieben liegen und wie sie durch das Gelernte ihre Kompetenz erweitern können.

Der zweite Abend wurde zur Reflexion eigener Tabus im Hinblick auf das Stellen bestimmter Fragen genutzt: Welche Fragen sind

| | Verhaltens- beschreibung | Affekte | Ablauf von Verhaltens- weisen | Erklärungen | Unterschiede | Ausnahmen | Lösungen | Stärken Ressourcen | zurückliegende Erfolge |
|---|---|---|---|---|---|---|---|---|---|
| systemische gegenseitige Bedingtheit<br>Dyade<br>Paar | | | | | | | | | |
| zirkuläre Fragen<br>Triade<br>Subsysteme | | | | | | | | | |
| Beziehungs- interpreta- tionen | | | | | | | | | |

in Beratungen erlaubt und welche nicht? Hier konnte sichtbar gemacht werden, welche inneren Schranken sich Berater bereits vor der Formulierung von Fragen auferlegen.

### 6.3.5 Das 5. Wochenende: Das (Krisen-)Management schwuler Paare im Beratungsprozeß

Wir gehen davon aus, daß die Grundlage einer effektiven Krisenberatung das Wissen um das eigene Krisenverhalten ist. Nur so kann der Berater Hilfestellung geben und Lösungswege mit dem Paar erarbeiten, ohne eigene Wünsche und Ziele auf das Paar zu projizieren.

**Selbstreflexion: Umgang mit Krisensituationen**

Am Anfang dieses Wochenendes wählten wir Reflexionsübungen aus, die sich auf die Wahrnehmung von Veränderungen innerhalb der Partnerschaft, den Aufbau von Krisensituationen und die Bedürfnisse in Krisen bezogen. Hierzu zogen wir folgende Fragestellungen heran:

- Was würde ich als meine letzte Krise bezeichnen?
- Wie hat sie sich aufgebaut?
- Kenne ich Muster, denen ich in meinem Krisenverhalten immer wieder begegne?
- Welche Gefühle und/oder Bedürfnisse habe ich im Versuch der Lösung/in der aktuellen Situation nicht wahrgenommen oder unterdrückt?
- Welche Wünsche hatte ich in der Krisensituation?
- Welche Erwartungen hatte/hätte ich an eine beratende Unterstützung durch eine dritte Person?
- Wenn ich an diese mir bekannten Überlebensregeln in Krisen denke, wie zeigen sie sich in meinem Verhalten in der Beratungstätigkeit zu Paarkonflikten?

Diese Themenkomplexe wurden mit verschiedenen Techniken der Selbsterfahrung und Gruppendynamik bearbeitet und bildeten die Basis für den Fortlauf des Wochenendes.

**Grundlagen: Krisenverläufe und Krisenintervention/-beratung**

Dieser Block bestand aus zwei Einheiten. Den Anfang bildete ein Theorieteil zu den Phasen von Krisenverläufen. Durch die ersten

Anzeichen eines Unbehagens steuern Menschen trotz Vermeidungsstrategien häufig auf eine Krise zu. In der Regel folgt die Phase der Symptombildung mit anschließendem Höhepunkt im Krisenverhalten. An dieser Stelle können drei Alternativen gewählt werden: 1. eine Entweder-oder-Reaktion, die in den meisten Fällen in einer Sackgasse von Verhaltensalternativen endet; 2. die Lösung wird im Vertrauten gesucht, das durch „ein bißchen Neues" bereichert wird; 3. die produktive Lösung als neuer Weg umfaßt Verlangsamen, Warten, Fühlen des Schmerzes, Lernen zu Handeln, Fühlen des Neuen und Ernüchterung.

Wie diese hier mit Schlagworten benannten Phasen mit konkreten Inhalten und Verhaltensweisen für ein Paar gefüllt werden, war Bestandteil des Seminars und bleibt wesentlicher Aspekt des beraterischen Prozesses.

Im zweiten theoretischen Teil wurde Wissen zu den spezifischen Verhaltensweisen des Beraters während der Krisenberatung vermittelt. Hierzu gehören die Stichworte

- konkret
- stützend
- überbrückend
- stabilisierend

Wenn die akute Krisensituation überwunden ist, rücken Überlegungen zu ihrer Funktion und Hilfestellungen zu ihrer Einordnung in den Gesamtzusammenhang der Partnerschaft in den Vordergrund.

**Training: Krisenberatung**

Anhand von Rollenspielen und von Fällen, welche die Teilnehmer aus der Beratungspraxis einbrachten, wurde das erarbeitete Wissen trainiert. Hierzu gehörte das Einnehmen verschiedener Rollen in der Krisenberatung, das Erarbeiten eines Krisenmanagements mit dem Paar und das Erproben neuer Verhaltensalternativen des Beraters.

**Triadenarbeit: Freies Arbeiten in Dreiergruppen**

Die Abende wurden für den persönlichen Austausch in den Dreiergruppen genutzt. Im Vordergrund stand der eigene Umgang mit Krisensituationen sowie das Thema „Abschied", bezogen auf die Ausbildungsgruppe.

**Abschluß des Curriculums**

Ein großer Teil des letzten Wochenendes diente der abschließenden Reflexion der Ausbildung. Sie beinhaltete das spielerische Bewußtmachen der neu erworbenen Kompetenzen, das Überprüfen der an die Ausbildung gestellten Erwartungen, die Rückmeldung an die Teilnehmer und Leiter sowie den persönlichen Abschied. Krise als Chance und Umbruch in Verbindung mit Abschluß und Abschied von der Gruppe konnte als positive und zukunftsorientierte Erfahrung erlebbar gemacht werden. Daß Trauer und Schmerz begleitende förderliche Gefühle sind und nicht zum Ende einer Entwicklung (bzw. Verwicklung) führen, war für alle Teilnehmer eine neue Erkenntnis.

## 6.4 Abschliessende Bewertung und Ausblick

Das Curriculum, das in dieser Form und zu diesem Thema bundesweit erstmals stattfand, konnte insgesamt als erfolgreich bezeichnet werden. Der Rückmeldung der Teilnehmer ist zu entnehmen, daß eine neue theoretische Sichtweise vermittelt werden konnte und die Mischung von Theorie, Selbstreflexion und Anwendung gelungen war. Die verständliche Angst vor Paarberatungen konnte durch das Interesse und die Neugier der Teilnehmer, sich ein wirkungsvolles Handlungsrepertoire anzueignen, abgebaut werden. Im Curriculum wurde außerdem verdeutlicht, daß in der Beratung schwuler Paare HIV und AIDS wesentliche Aspekte darstellen.

Nicht allen Teilnehmern wird es möglich sein, in ihrer Beratungseinrichtung künftig Paarberatungen anzubieten. Da die Seminarreihe jedoch geeignet war, für die Thematiken schwuler Männerpaare zu sensibilisieren, kann dieser Zuwachs an beraterischer Kompetenz ebenso in der HIV- und AIDS-Beratung von Einzelpersonen ihren Niederschlag finden.

# Nachwort

In diesem Buch haben wir versucht, die Bausteine darzustellen, die wir für eine systemische Beratung schwuler Paare als notwendig erachten. Dazu haben wir unsere eigenen Erfahrungen einfließen lassen und das Wissen von Kollegen präsentiert, das wir in unserer täglichen Arbeit anwenden und das unsere Haltung und Wahrnehmung beeinflußt hat.

Wir verstehen das Buch als eine Einführung in die spezifischen Themenkomplexe schwuler Paare und in systemische Beratungskonzepte. Wir hoffen, daß wir Impulse und Hilfestellungen für die praktische Arbeit geben konnten und wünschen uns, daß sie zu weiterer Beschäftigung anregen.

Uns war ebenso daran gelegen, einen Einblick in unsere beraterische und therapeutische Arbeit zu geben. Auch wir befinden uns im ständigen Fluß der Weiterentwicklung, Reflexion und Veränderung unserer Beratungsansätze. Wir werden dabei durch die Erfolge wie auch die Mißerfolge unserer Arbeit mit Klientenpaaren beeinflußt. Wir möchten an dieser Stelle allen Beraterinnen und Beratern Mut wünschen, bewährte Ansätze in ihrer Beratungstätigkeit umzusetzen, neue Ideen zu erproben und sich in einen eigenen Reflexions- und Veränderungsprozeß zu begeben.

## Danksagung

Unser besonderer Dank gilt allen Paaren und Einzelklienten, denn nur die Arbeit mit ihnen und ihre Erfahrungen ermöglichten es uns, dieses Wissen zusammenzutragen.

Danken wollen wir auch all unseren Seminarteilnehmern, Freunden und Kollegen, die durch ihre Mitarbeit wesentlich zum Gelingen dieses Buches beigetragen haben.

Wir danken ebenso unserer Familie und der schwulen Gemeinde. Erst durch sie wurden wir befähigt, in die ständige Selbstreflexion zu gehen, die persönliches Wachstum und Erkenntnisse für unsere Arbeit ermöglichte.

Dank gebührt nicht zuletzt Jürgen Wenke von der „Rosa Strippe Bochum“ und dem Schwulenreferat der Deutschen AIDS-Hilfe, die die Durchführung des Curriculums ermöglichten, sowie Thomas Klein und Stefan Meschig, durch deren besondere Initiative dieses Buch entstand.

## Anmerkungen

1 Konstruktivismus: eine Wahrnehmungslehre, nach der die Welt vom Wahrnehmenden nicht „gespiegelt" abgebildet, sondern konstruiert wird (Dorsch 1994).

2 Chaostheorie: mathematisch-physikalische Theorie zur Beschreibung von Systemen, die durch den Zufall und chaotische Strukturen bestimmt sind (dtv-Lexikon 1990).

3 Kybernetik: die Wissenschaft von den Steuerungs- und Regelungsmechanismen in belebten und unbelebten Systemen, also in Organismen und Maschinen, aber auch in sozialen, organisatorischen, ökonomischen und politischen Gebilden (Dorsch 1994).

4 Selbstorganisation: eigenständige Strukturierung und Ordnung der Prozesse in einem physikalischen, biologischen oder sozialen System. Nach Weick (1977) interpretieren Organisationen und ihre Mitglieder ihre Umwelt anhand von Sinn- und Deutungsmustern des eigenen Handelns und versuchen, die „Realitäten" sinnstiftend so zu konstruieren und zu verändern, daß die organisationale Identität erhalten bleibt (Dorsch 1994).

5 Subsystem: Damit bezeichnet man die Zusammengehörigkeit mehrerer Mitglieder eines Gesamtsystems aufgrund eines gemeinsamen Merkmals. So stellen in einer Familie die Kinder wie auch die Eltern jeweils ein Subsystem dar. Die Zugehörigkeit impliziert häufig bestimmte Rollen und Eigenschaften, z. B. die Verantwortung der Eltern für ihre Kinder. Ein Mitglied eines Systems kann durchaus verschiedenen Subsystemen angehören.

Es kann z. B. Elternteil sein und außerdem zu den männlichen Mitgliedern der Familie gehören.

6 Kalibrierung: die notwendige Anpassung eines Systems an eine Veränderung, die entwicklungsbedingt auftritt oder von außen auf das System einwirkt. Dazu müssen neue Regeln aufgestellt und/oder Rollen und Aufgaben neu verteilt werden (z. B. beim Ausscheiden eines Familienmitglieds durch Auszug oder Tod).

7 Inneres und äußeres Coming-out: Als inneres Coming-out bezeichnen wir den Zeitpunkt, an dem man sich selbst eingesteht, schwul zu sein. Diesem geht häufig eine Phase massiver Verunsicherung voraus, da es kaum Möglichkeiten gibt, Gedanken und Empfindungen positiv einzuordnen. Als äußeres Coming-out bezeichnen wir das Eingeständnis der Homosexualität gegenüber der Umwelt. Da ein schwuler Mann immer wieder mit Situationen konfrontiert wird, in denen er überlegt, ob und wie er seine sexuelle Orientierung offenlegt, ist das äußere Coming-out ein lebenslang begleitendes Thema.

8 „Mit dem Lebenszyklus des Individuums verzahnt sich der Lebenszyklus seiner Familie(n). Innerhalb eines solchen Zyklus sieht sich eine Familie immer wieder gezwungen, sich zu verändern oder sich verändernden Bedingungen anzupassen. Dabei zeigen sich jeweils (mehr oder weniger) fällige Krisen- und Übergangsstadien. Diese sind etwa mit der Geburt eines Kindes, dem Schulbeginn, der Ablösung im Jugendalter, dem Tod der Eltern oder eines Elternteils gegeben." (Simon 1992)

9 HIV-Diskordanz: Der Serostatus der Partner ist unterschiedlich.

10 HIV-Konkordanz: Der Sertostatus der Partner ist identisch, also bei beiden entweder HIV-negativ oder HIV-positiv.

11 Der Begriff „Hausaufgaben" hat sich in der systemischen Arbeit derart etabliert, daß wir ihn im Folgenden verwenden wollen. Da der Begriff bei vielen eher unangenehme Assoziationen in bezug auf Schule auslöst, sollte er gegenüber den Klienten vermieden und durch „Aufgabe" ersetzt werden.

# Literatur

Andersen, T. (Hrsg.) (1990): Das Reflektierende Team. Dialoge und Dialoge über die Dialoge. Systemische Studien Bd. 5 (2. durchges. Aufl.). Dortmund (modernes lernen).

Bandler, R. u. J. Grinder (1988): Reframing, ein ökologischer Ansatz in der Psychotherapie (NLP). Paderborn (Junfermann).

Bateson, G. (1958): The New Conceptual Frames of Behavioral Research. Princeton: Proceedings of the Sixth Annual Psychiatric Institute, The New Jersey Neuro-Psychiatric Institute, S. 54–71.

Bateson, G. (1959): Minimalforderungen für eine Theorie der Schizophrenie. In: Bateson, G.: Ökologie des Geistes. Frankfurt (Suhrkamp) 1981, S. 321–352.

Berg, I. K. (1992): Familien – Zusammenhalt(en). Ein kurz-therapeutisches und lösungs-orientiertes Arbeitsbuch. Systemische Studien Bd. 9. Dortmund (modernes lernen).

Bertalanffy, L. v. (1968): General Systems Theory. New York (Braziller).

Boscolo, L. u. a. (1988): Familientherapie – Systemtherapie: Das Mailänder Modell. Dortmund (modernes lernen).

Boscolo, L. u.a. (1993): Sprache und Veränderung. *Familiendynamik* 18 (2): S. 107–124.

Boszormenyi-Nagy, I. u. G. Spark (1981): Unsichtbare Bindungen. Die Dynamik familiärer Systeme. Stuttgart (Klett).

Carter, E. a. M. McGoldrick (ed.) (1980): The Family Life Cycle: A Framework for Family Therapy. New York (Gardner).

Dannecker, M. (1990): Homosexuelle Männer und AIDS. Schriftenreihe des Bundesministers für Jugend, Familie, Frauen und Gesundheit. Stuttgart (Kohlhammer).

de Shazer, S. (1982): Patterns of Brief Family Therapy. An Ecosystemic Approach. New York/London (Guilford).

de Shazer, S. (1989): Der Dreh. Heidelberg (Carl-Auer-Systeme).
Deutsche AIDS-Hilfe e.V. (Hrsg.) (1993): Alles geregelt? Tips zur rechtlichen Vorsorge für Menschen mit chronischen Krankheiten und Behinderungen. Berlin.
Deutsche AIDS-Hilfe e.V. (Hrsg.) (1995): Dokumentation der Fachtagung „Angehörigenarbeit in AIDS-Hilfen". Berlin.
Deutsche AIDS-Hilfe e.V. (Hrsg.) (1996a): Partnerschaft, Familie, Freundeskreis – Herausforderungen durch HIV und AIDS. AIDS-Forum DAH Bd. XXIII, Berlin.
Deutsche AIDS-Hilfe e.V. (Hrsg.) (1996b): Dokumentation der Fachtagung „HIV in der Partnerschaft". Berlin.
Deutsche AIDS-Hilfe e.V. (Hrsg.) (1996c): Psychotherapie bei AIDS. Berlin/Wiesbaden (Ullstein Mosby).
Dorsch, F. (1994): Psychologisches Wörterbuch (12. überarb. u. erw. Aufl.). Bern/Göttingen/Toronto/Seattle (Huber).
dtv-Lexikon (1990). München (Deutscher Taschenbuch Verlag).
Fachbereich für Gleichgeschlechtliche Lebensweisen (Hrsg.) (1995): Der Tod in der Lebensgemeinschaft. Berlin (Senatsverwaltung für Jugend und Familie).
Gergen, K. (1990): Die Konstruktion des Selbst im Zeitalter der Postmoderne. *Psychologische Rundschau* (41): S. 191–199.
Haley, J. (1977): Direktive Familientherapie. Strategien für die Lösung von Problemen. München (Pfeiffer).
Hellinger, B. (1994): Ordnungen der Liebe. Heidelberg (Carl-Auer-Systeme).
Hengelein, H. (1996): HIV-negative schwule Männer. In: Jäger, H. (Hrsg.): AIDS – Management der Erkrankung. München (Ecomed).
Hildebrandt, H. (1988): Die Ottawa-Charta. In: Grenzen der Prävention. Argument-Sonderband 178, Hamburg.
Isay, R. A. (1990): Schwulsein, die psychologische Entwicklung des Homosexuellen. München (Piper).
Isensee, R. (1992): Männer lieben Männer. Der Ratgeber für Lebens- und Liebesbeziehungen. Berlin (Bruno Gmünder).
König, E. u. G. Volmer (1994): Systemische Organisationsberatung. Grundlagen und Methoden. Weinheim (Deutscher Studien Verlag).
Kriz, J. (1985): Grundkonzepte der Psychotherapie. Eine Einführung (4. Aufl.). Weinheim (Psychologische Verlags Union).

Kriz, J. (1991): Mental Health: Its Conception in Systems Theory. An Outline of the Personcentered System Approach. In: Pelaez, M. J. (ed.): Comparative Sociology of Family, Health and Education (Vol. XX). Barcelona, S. 6061–6083.

Laabs, K. (1991): Lesben. Schwule. Standesamt. Die Debatte um die Homoehe (1. Aufl.). Berlin (Christoph Links).

Lemmen, K. (1995): Vernachlässigt, mißbraucht, gedemütigt? *DAH-aktuell – Das Magazin der Deutschen AIDS-Hilfe* (13): S. 50–51.

Lemmen, K. (1996a): Psychotherapie bei lebensbedrohlicher Erkrankung unter der Netzwerkperspektive. In: Deutsche AIDS-Hilfe e.V. (Hrsg.): Psychotherapie bei AIDS. Wiesbaden (Ullstein Mosby).

Lemmen, K. (1996b): Das Tabu Testament – Ein Brennglas auf die eigene Lebensgeschichte und -perspektive? Deutsche AIDS-Hilfe e.V., Berlin (unveröff. Bericht zum gleichnamigen Workshop auf dem 53. Bundesweiten Positiventreffen im Waldschlößchen im März 1996).

Lenz, G. u. a. (1995): Erstarrte Beziehung – Heilendes Chaos. Einführung in die systemische Paartherapie und -beratung. Freiburg (Herder).

McGoldrick, M. u. R. Gerson (1990): Genogramme in der Familienberatung (1. Aufl.). Bern/Stuttgart/Toronto (Hans Huber).

McWhirter, D. P. u. A. M. Mattison (1986): Männerpaare. Berlin (Bruno Gmünder).

Minuchin, S. (1987): Familie und Familientherapie. Theorie und Praxis struktureller Familientherapie (7. Aufl.). Freiburg (Lambertus).

Morgenthaler, F. (1987): Homosexualität, Heterosexualität, Perversion. Frankfurt/M. (Fischer TB).

Ohlmeier, D., M. Dornes u. C. Beier (Hrsg.) (1995): Trauma AIDS – Eine psychoanalytische Studie über die Auswirkungen der HIV-Infektion. Opladen (Westdeutscher Verlag).

Pagenstecher, L. (1993): Unter Frauen – unter Männern: homosexuelle Beziehungen. In: Auhagen, A. u. M. v. Salisch (Hrsg.): Zwischenmenschliche Beziehungen. Göttingen (Hogrefe).

Petzold, H. (1993): Integrative Kurzzeittherapie (IFK) und Fokaldiagnostik – Prinzipien, Methoden, Techniken. In: Petzold, H. u. J. Sieper (Hrsg.): Integration und Kreation. Paderborn (Junfermann).

Petzold, H. u. H. W. Schuch (1992): Grundzüge des Krankheitsbegriffs im Entwurf der Integrativen Therapie. In: Pritz, A. u. H. Petzold: Der Krankheitsbegriff in der modernen Psychotherapie. Paderborn (Junfermann).

Referat für gleichgeschlechtliche Lebensweisen der Senatsverwaltung für Jugend und Familie (Hrsg.) (1994): Lesben. Schwule. Partnerschaften. Dokumente lesbisch-schwuler Emanzipation (9) Berlin.

Satir, V. (1990): Kommunikation, Selbstwert, Kongruenz. Paderborn (Junfermann).

Schlippe, A. v. (1987): Familientherapie im Überblick. Basiskonzepte, Formen, Anwendungsmöglichkeiten. Paderborn (Junfermann).

Schwarz, G. u. B. Knorr (1996): HIV-Infektion innerhalb von Familiensystemen. Berlin (Vortrag auf dem Kongreß für klinische Psychologie und Psychotherapie).

Schwule Initiative gegen den Paragraphensumpf e.V. (Hrsg.) (1992): Schwule im Recht. Rechtsratgeber für homosexuelle Menschen. Bamberg (Palette).

Selvini Palazzoli, M. (1981): Hypothetisieren – Zirkularität – Neutralität. Drei Richtungen für den Leiter der Sitzung. In: *Familiendynamik* 6 (2): S. 123–139

Selvini Palazzoli, M. u. a. (1977): Paradoxon und Gegenparadoxon. Stuttgart (Klett).

Schlippe, A. v. u. J. Schweitzer (1997): Lehrbuch der systemischen Therapie und Beratung. Göttingen (Vandenhoeck & Ruprecht).

Simon, F. B. u. H. Stierlin (1994): Die Sprache der Familientherapie. Ein Vokabular. Überblick, Kritik und Integration systemtherapeutischer Begriffe (2. Aufl). Stuttgart (Klett-Cotta).

Stierlin, H. (1994): Ich und die anderen. Stuttgart (Klett).

Tessina, T. (1991): In guten wie in schlechten Tagen. Anregungen für homosexuelle Paare. Hamburg (Rowohlt).

Walker, G. (1994): Systemische Therapie bei AIDS. Sytemische Studien Bd. 10. Dortmund (modernes lernen).

Watzlawick, P. (1964): An Anthology of Human Communication. Text and Tape. Palo Alto (Science and Behavior Books).

Watzlawick, P. u. a. (1969): Menschliche Kommunikation (4. Aufl.). Bern/Stuttgart/Wien (Huber).

Weiss, T. u. G. Haertel-Weiss (1993): Familientherapie ohne Familie (2. Aufl.). München (Piper).

White, M. (1989): Der Vorgang der Befragung: eine literarisch wertvolle Therapie? In: *Familiendynamik* 14 (2): S. 114–128.
White, M. u. D. Epstein (1990): Die Zähmung der Monster. Literarische Mittel zu therapeutischen Zwecken. Heidelberg (Carl-Auer-Systeme).
Wienold, M. (1996): Es gibt kein Leben ohne AIDS. In: Jäger, H. (Hrsg.): AIDS – Management der Erkrankung. München (Ecomed).
Zillich, N. (1992): Mit dem Tod leben lernen. Über die kollektive und individuelle Trauer bei homosexuellen Männern im Angesicht von AIDS. Wissenschaftszentrum Berlin für Sozialforschung.

## Über die Autoren

Thomas Symalla und Holger Walther sind beide Dipl.-Psychologen und Familientherapeuten. Während ihres Studiums beteiligten sie sich an der Gründung der Kieler AIDS-Hilfe e.V. und bauten den dortigen Beratungsbereich auf. Hauptberuflich waren sie viele Jahre in der Berliner Informations- und Beratungseinrichtung Mann-O-Meter e.V. tätig. In zahlreichen Seminaren der DAH und der Rosa Hilfen vermittelten sie den systemischen Beratungsansatz, später auch speziell für die Arbeit mit schwulen Paaren.

Thomas Symalla ist heute in der Rehabilitation psychisch Kranker und Holger Walther in der Beratung von Studierenden tätig. In ihrer Praxis für Paar- und Familientherapie arbeiten sie gemeinsam mit zwei Kolleginnen mit Einzelpersonen, Paaren und Familien. Beide Autoren leben seit über 15 Jahren als Paar in ihrer Wahlheimat Berlin zusammen.

Eine Kontaktaufnahme ist unter folgender Adresse möglich:

Thomas Symalla und Holger Walther
Albestr. 34
12159 Berlin
Tel. 030/859 14 12